Der allerletzte Zug

URSULA GROHS

DER ALLERLETZTE ZUG

Mühelos rauchfrei!

ecoWIN

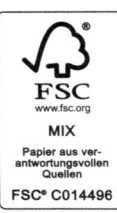

Sämtliche Angaben in diesem Werk erfolgen trotz sorgfältiger
Bearbeitung ohne Gewähr. Eine Haftung der Autoren bzw.
Herausgeber und des Verlages ist ausgeschlossen.

1. Auflage
© 2018 Ecowin Verlag bei Benevento Publishing Salzburg – München,
eine Marke der Red Bull Media House GmbH, Wals bei Salzburg

Alle Rechte vorbehalten, insbesondere das des öffentlichen Vortrags,
der Übertragung durch Rundfunk und Fernsehen sowie der Übersetzung, auch einzelner Teile. Kein Teil des Werkes darf in irgendeiner
Form (durch Fotografie, Mikrofilm oder andere Verfahren) ohne
schriftliche Genehmigung des Verlages reproduziert oder unter
Verwendung elektronischer Systeme verarbeitet, vervielfältigt oder
verbreitet werden.

Medieninhaber, Verleger und Herausgeber:
Red Bull Media House GmbH
Oberst-Lepperdinger-Straße 11–15
5071 Wals bei Salzburg, Österreich

Illustrationen S. 50, 52, 54: Rita Cuppari
Fotos S. 71, 72: shutterstock.com
Satz: MEDIA DESIGN: RIZNER.AT
Gesetzt aus der Palatino, Mrs Eaves, Bureau Eagle

Printed in Germany

ISBN 978-3-7110-0179-5

Inhalt

Vorwort 7

Teil 1: Das Erfolgskonzept 13

Die Gebrauchsanweisung 31

Dopadyn – der natürliche
PDM-Glückskick 43

Die Macht unseres
Emotionsgedächtnisses 49

Lust oder Schmerz? So kann man den
Körperzustand beeinflussen 67

Das Straßensystem im Gehirn 77

Die Macht der Hormone 83

Nikotin – so gefährlich ist das Nervengift 97

Geschichte »Vorsicht: Alien!« 113

Im Bann der Süchte 117

Rauchen: Zahlen, Daten, Fakten 123

Die anderen Entwöhnmethoden 135

Teil 2: Das Erfolgsprogramm 141

Trainingserlebnisse 157

Glücklichmacher einfach essen 217

Erfahrungsberichte 221

Das Ritual der letzten Zigarette 233

Vorwort

Gratulation! Wenn Sie dieses Buch in Händen halten, werden Sie bald Ihre rauchende Lieblingsperson auf den Weg in die Freiheit geführt haben. Sie wird ganz von selbst von den Zigaretten lassen. Einfach weil sie sich selbst und ihren Nächsten nur noch Gutes tun will.

Ich habe die Methode während meiner Arbeit als Kindertherapeutin entwickelt. Ich wollte damit ein Instrument schaffen, das Eltern hilft, in einen emotionalen Zustand zu gelangen und sich selbst wieder an ihre Kindheit erinnern zu können, um so ihren Nachwuchs besser zu verstehen. Dabei habe ich erkannt, dass mithilfe dieser Methode jeder Mensch automatisch nichts anderes will, als sich so zu verhalten, dass es ihm gutgeht. Und er sich gesund fühlt.

In meinem Fall wurde der Wunsch ganz deutlich, endlich mit dem Rauchen aufzuhören. Ich habe also den *PDM-Glückskick*, die Konditionierung von Empfindungen mithilfe natürlicher Substanzen, entwickelt und war quasi gleich meine erste Versuchsperson. Mit Erfolg! Nach mehr als 30 Jahren bin ich seit

2002 rauchfrei und kann mit 100-prozentiger Sicherheit sagen, dass ich nie wieder in meinem Leben eine Zigarette anzünden werde.

Inzwischen ist auch der wissenschaftliche Beweis dafür erbracht, was meine persönliche Erfahrung mit meinen Klienten mir schon lange gezeigt hat: Der *natürliche Glückskick* gilt heute als der erfolgreichste Nikotinersatz der Welt. Die klinische Studie, die der Suchtforscher Dr. Gerald Zernig dazu durchgeführt hat, weist eine Erfolgsquote von 41 Prozent auf. 41 Prozent der Teilnehmenden wurden also rauchfrei. Die weltweit höchste Erfolgsquote von anderen Methoden beträgt 24 Prozent.

Doch der natürliche Glückskick führt nicht nur zu einem rauchfreien, sondern insgesamt zu einem viel gesünderen Leben: Er senkt auch den Blutdruck und die Stresshormone. So kann der Wirkmechanismus PDM auch bei Burnout, schlechter Ernährungsweise und anderen Süchten wie etwa bei Alkoholproblemen helfen.

Das Kernstück der Methode sind psychodynamische Meditationen, die auf neuro- und entwicklungspsychologischen sowie psychodynamischen Persönlichkeitstheorien basieren. Mithilfe von geführten Meditationen wird Ihr Lieblingsraucher mit dem Rauchen aufhören –

egal, ob er will oder nicht! Sie müssen nur die richtigen Schalter im Kopf erwischen.

Aber wie soll das gehen?, werden Sie sich jetzt fragen. Sie werden im Laufe der Lektüre dieses Buches lernen, Glücksempfindungen zu erzeugen, und diese dann jederzeit willentlich abrufen und einsetzen können.

Was viele Rauchende nicht wissen: Mit der Aufnahme von Nikotin wird ein hormoneller Cocktail in unserem Gehirn erzeugt, der uns vortäuscht, dass wir glücklich sind. Hören wir mit dem Rauchen auf, ist es wichtig, dass wir andere, gesunde Möglichkeiten haben, um den chemischen Hormonmix »Glück« in uns zur Wirkung zu bringen. Das funktioniert ganz von selbst – man muss nur wissen, wie. Die abgestimmten Informationsschritte werden Ihren Lieblingsraucher dorthin führen. Gleichzeitig werden Sie sich Wissen über innere Kräfte erarbeiten, das auch Ihr Leben gesund beeinflussen wird.

Sie werden sich in Abschnitten dieses Buches mit chemischen Prozessen befassen, die Nikotin und andere Zusatzstoffe im Körper auslösen. Weiters werden Sie verstehen, wie sich trügerische Inhalte in der inneren Bilderlandschaft im Gehirn durch das Rauchen ausbreiten.

Zuletzt werden Sie sich mit Entzugserscheinungen und den Möglichkeiten befassen, die den Körper Ihres Lieblingsrauchers so unterstützen, dass er wieder frei ist und gesund funktioniert. Rauchende werden mit diesem Wissen in einer verwöhnenden und glücklichen Art das Rauchen aufgeben. Sie müssen nur die psychodynamischen Trainingserlebnisse an entsprechender Stelle wie fixierte Rollen eines Schauspielers lernen und im Alltag ausprobieren.

Dieses Buch soll Ihnen beiden den Weg zur Rauchfreiheit erleichtern. Sie finden darin viele Informationen, die für Sie selbst und Ihren Lieblingsraucher wichtig sind. Vielleicht möchten Sie diese zuerst ganz in Ruhe für sich lesen und dann zusammenfassend erklären, vielleicht möchten Sie sie auch vorlesen – das bleibt Ihnen überlassen.

Bitte lesen Sie jedenfalls die mit dem Buchsymbol markierten Passagen vor, damit die Inhalte gemeinsam erarbeitet und verinnerlicht werden können.

Es gibt immer noch Momente, in denen ich mir auch selbst den Glückskick hole – und immer wieder mit viel Vergnügen. Danach fühle ich mich einfach rundum gesund.

Heute beginnt das neue Leben Ihres Lieblingsrauchers! Ich wünsche Ihnen alles Gute für Ihre gute Tat!

– Ihre Dr. Ursula Grohs

Teil 1:

Das Erfolgskonzept

Die Entwicklung von Dopadyn

Von der Familientherapie zum erfolgreichsten Nikotinersatz der Welt

Ich habe die Konditionierung von Empfindungen mit natürlichen Substanzen im Laufe meiner langjährigen Tätigkeit als Kinder- und Jugendtherapeutin entwickelt. 20 Jahre lang hatte ich mit Leuten zu tun, die zwar wollten, dass ich ihre Kinder »repariere«, die aber nicht bereit waren, selbst etwas an ihren Einstellungen oder Verhaltensmustern zu ändern. Ich war immer auf der Suche nach Methoden, wie man Kinder und Eltern dazu motiviert, sich gesund zu verhalten. Und ich wusste, wenn ich helfen will, muss ich Möglichkeiten finden, dass Menschen in ihrem Leben einiges ändern, auch wenn sie es nicht beabsichtigen.

Wichtig ist dabei vor allem ein aktives Wollen, dass der andere das Glück und die

Geborgenheit findet, um seine Träume und Potenziale zu verwirklichen. Erfahrungsgemäß hören die Menschen eher zu, identifizieren sich leichter mit dem Gesagten und sind motivierter, etwas zu verändern, wenn sie spüren, man bemüht sich liebevoll um sie.

Ich habe also psychodynamische Techniken entwickelt, mit denen Menschen emotionalisiert werden können. Sie bringen sie in bestimmte Gefühlszustände. In diesen kann man viel leichter aufzeigen, was einem guttut. Das gelingt mithilfe von Vorstellungen, einer Art geführter Geschichten. Die Inhalte dieser Geschichten betreffen alle Menschen und wirken quasi von selbst. Es gibt Erlebnisinhalte, auf die unser Gehirn mit Botenstoffausschüttungen reagiert, die Menschen motivieren. In diese Bereitschaft hinein geben Sie dann Verhaltensanleitungen mit psychodynamischen Techniken. Bei meiner Arbeit mit Familien ist es mir so gelungen, dass betroffene Eltern sich in frühkindliche Erinnerungen einfühlen und so ihre Kinder besser verstehen konnten.

Was das Entwöhnen vom Nikotin betrifft, kann man die Methode so verstehen: Durch den Glückskick werden Empfindungen geweckt, die Person, deren Gefühl und Verstand gestärkt und in Einklang gebracht. So will man automatisch gesund leben, will man heilen.

Weiters gibt es Techniken, die durch Signale ans Gehirn jene Lücken füllen, die im Belohnungszentrum durch die Entwöhnung entstehen. Auf diese Weise werden im Gehirn die gleichen Glücksbotenstoffe auf natürlichem Weg freigesetzt, die normalerweise beim Rauchen entstehen.

Erste Erfolge bezüglich der Verhaltensänderung bei meinen Patienten machten mir schnell klar, dass sich Dopadyn auch auf anderen Gebieten – etwa bei schlechten Lebensgewohnheiten wie Alkohol- und Tabakkonsum – einsetzen lässt. Eine Tatsache, die ich Mitarbeitern der steirischen Gebietskrankenkasse erzählte, mit denen ich wegen der Finanzierungen der Kindertherapie durch die öffentliche Hand ohnehin in ständigem Kontakt war. Dem Hinweis folgte man 2004. Der damalige Themenschwerpunkt aus politischen Gründen: die Raucherentwöhnung.

Ich bat, mir »Hardcore-Raucher« zu schicken, die nicht mit dem Rauchen aufhören wollten, um zu zeigen, dass Dopadyn auch dann wirken würde. Die ersten Versuchspersonen waren ein Jurist und ein leitender Angestellter, beide hatten keinerlei Absicht, mit dem Rauchen aufzuhören. Beide waren aber nach nur 15 Stunden Einschulung rauchfrei.

Um die Erfolge auch wissenschaftlich zu bestätigen, wurden mehrere Studien veranlasst: eine Pilotstudie mit 91 Personen, eine Vorstudie mit 260 Personen und dann die randomisierte kontrollierte Studie mit 779 Personen (mehr dazu im nächsten Abschnitt), deren Ergebnisse international für Aufsehen sorgten. Bis heute haben mehr als 6000 Menschen die Einschulung in den natürlichen Glückskick absolviert.

Die Studie des Erfolges

Jedes Jahr versuchen 46 Prozent der Raucher, ernsthaft mit dem Rauchen aufzuhören. Von denjenigen, die es auf eigene Faust versuchen (90 Prozent), bleiben nur knapp fünf Prozent nach einem Jahr kontinuierlich abstinent. Sowohl Medikamente als auch strukturierte Beratung können Rauchern kaum helfen, aufzuhören. Die Erfolgsquoten sind nur mäßig hoch (siehe dazu auch das Kapitel »Die anderen Entwöhnmethoden« auf Seite 135).

Mit der Einschulung in Dopadyn hingegen gelingt es 41 Prozent, nachhaltig mit dem Rauchen aufzuhören. Das wurde sogar wissenschaftlich überprüft – in einer großen randomisierten und klinisch kontrollierten Studie, deren Ergebnis auch im international bedeutenden Magazin *Addiction* (dt. »Sucht«) veröffentlicht wurde. Diese Studie wurde von Univ.-Prof. Dr. Gerald Zernig von der Abteilung für Experimentelle Psychiatrie der Medizinischen Universität in Innsbruck gemeinsam mit Kollegen durchgeführt, um die Wirksamkeit und Sicherheit des Medikaments Zyban mit dem Wirkstoff Bupropion mit dem natürlichen Glückskick Dopadyn mit dem Wirkmechanismus der Psychodynamischen Meditation (PDM) zur Raucherentwöhnung zu vergleichen. Zyban galt damals als wirksamstes Medikament zur Raucherentwöhnung.

Getestet wurden 779 erwachsene Raucher, die einen Konsum von mindestens 15 Zigaretten pro Tag über die vergangenen drei Monate aufwiesen und die Absicht hatten, mit dem Rauchen aufzuhören. Die Studie wurde als randomisierte kontrollierte klinische Studie angelegt. Das bedeutet, dass die Zuordnung zu einer Behandlungsgruppe (Zyban oder Dopadyn) nach dem Zufallsprinzip erfolgte.

Zu Beginn wurden die demografischen Daten, die Krankengeschichte und die vorherigen Rauchgewohnheiten erfasst sowie Vitalparameter und Kohlenmonoxid in der Ausatemluft gemessen. Das *Beck-Depressions-Inventar* wurde zur Erfassung depressiver Symptome und der *Fagerström-Toleranzfragebogen* zur Erfassung des Schweregrades der Nikotinabhängigkeit verwendet. Es gab keine wichtigen Unterschiede in den Ausgangswerten der beiden Behandlungsgruppen.

> Das Beck-Depressions-Inventar ist ein seit 30 Jahren national und international weit verbreitetes und in vielfältigen klinischen Zusammenhängen erfolgreich eingesetztes Selbstbeurteilungsinstrument zur Erfassung des Schweregrades einer depressiven Symptomatik. Es entstand durch klinische Beobachtungen depressiver Patienten. Die häufigsten Beschwerden sind zu 21 Items komprimiert (z. B. traurige Stimmung, Pessimismus, Versagen, Unzufriedenheit, Schuldgefühle, Weinen, Reizbarkeit, sozialer Rückzug, Entschlussunfähigkeit, Schlafstörungen, Appetitverlust u. a.).

> Der Fagerström-Test ist ein Ermittlungsverfahren zur Bestimmung der körperlichen Nikotinabhängigkeit von Rauchern. Er präzisiert nikotinrelevante Suchtkriterien in Frage- und Antwortform. Nicht zuletzt wegen der schnellen Durchführbarkeit und des direkt ablesbaren Ergebnisses erfreut sich der Fagerström-Test international gro-

ßer Beliebtheit. Er ist in Behandlungsstudien weit verbreitet und besitzt eine hohe Zuverlässigkeit ebenso wie eine hohe Gültigkeit. Als Indikatoren eines hohen Abhängigkeitsgrades gelten vor allem folgende Aspekte: frühmorgendliches Rauchen, mehr als zehn konsumierte Zigaretten täglich sowie mehrfache vergebliche Abstinenzversuche in der Vergangenheit.

Frage	Wahlmöglichkeit	Bewertung
Wann nach dem Aufstehen rauchen Sie Ihre erste Zigarette?	innerhalb von 5 min	3
	6 bis 30 min	2
	31 bis 60 min	1
	nach 60 min	0
Finden Sie es schwierig, an Orten, wo das Rauchen verboten ist (z. B. Kirche, Bücherei, Kino usw.), das Rauchen zu unterlassen?	ja	1
	nein	0
Auf welche Zigarette würden Sie nicht verzichten wollen?	die erste am Morgen	1
	andere	0
Wie viele Zigaretten rauchen Sie im Allgemeinen pro Tag?	bis 10	0
	11 bis 20	1
	21 bis 30	2
	31 und mehr	3

Frage	Wahlmöglichkeit	Bewertung
Rauchen Sie am Morgen im Allgemeinen mehr als am Rest des Tages?	ja	1
	nein	0
Kommt es vor, dass Sie rauchen, wenn Sie krank sind und tagsüber im Bett bleiben müssen?	ja	1
	nein	0
Ihre Punkteanzahl		

0 bis 2 Punkte stellen keine bzw. eine nur sehr geringe Nikotinabhängigkeit dar, 3 oder 4 Punkte eine geringe Nikotinabhängigkeit, 5 bis 10 Punkte eine mittlere bis hohe Nikotinabhängigkeit.

Die Bedingungen der Zyban-Gruppe

413 Teilnehmerinnen und Teilnehmer wurden der Zyban-Gruppe (Wirkstoff Bupropion) zugeteilt. Die Behandlung mit dem Medikament erfolgte über neun Wochen, gemäß der Fachinformation des Herstellers. Nach einer anfänglichen medizinischen Beratung und einer Dosiserhöhungsphase von einer Woche auf eine endgültige Dosis von zweimal 150 Milligramm Bupropion pro Tag ab Tag 7 wurde ein Ziel-Aufhördatum (*target*

quitting date) für die zweite Woche vereinbart. Die Teilnehmer kehrten zu einem zweiten Arztbesuch zurück, der zwischen Tag 26 und 33 der Behandlung vereinbart wurde. Bei diesem zweiten Arztbesuch führte der Studienarzt eine medizinische Untersuchung durch, und die Teilnehmer erhielten die zweite 60-Tabletten-Packung Zyban, die nur angeboten wurde, wenn sie abstinent geblieben waren.

Die Bedingungen der Dopadyn-Gruppe
Die Teilnehmenden erhielten eine sehr kurze Einführung und ein supervidiertes Training in psychodynamischen Autosuggestionstechniken (geleitete Fantasien – *Guided Images*, Meditationen) im Rahmen einer einzigen eineinhalbtägigen Einschulung. Dabei wurden Gruppen von ungefähr 30 Teilnehmern in fünf geleitete Fantasie-Szenarios eingeführt, die zum Ziel hatten, folgende Aspekte gesunden Funktionierens zu stärken: *KönigIn* zur Stärkung von Selbstwirksamkeit und Bedeutung, die man sich gibt; *das innere Kind* zur Stärkung des Selbstvertrauens; *Organe*, um natürliche Organfunktionen zu stimulieren und die Körperempfindung zu stärken; *Gold*, um die Selbstachtung und das Vertrauen in die eigenen Fähigkeiten zu stärken;

Verbundenheit, um die Selbstzufriedenheit zu stärken und die Fähigkeit, sich vertrauensvoll auf Beziehungen einzulassen. Hinzugefügt wurden in diesem Buch die psychodynamischen Meditationen der *Energie*, die auf lustvolles Essen von gesunder Nahrung abzielt, und die Meditation für *Herzkohärenz*, die ein angenehmes Körpergefühl trainiert.

Die geleiteten psychodynamischen Meditationen und die Einschulung wurden von einem Orange-Zitrone-Zimt-Duftgemisch als Erinnerungsreiz begleitet, um das Wiederauffinden der Erinnerungen an Inhalte des Trainingsprogramms und der assoziierten Körperreaktionen, Emotionen und Wahrnehmungen zu gewährleisten. Die Teilnehmer wurden sehr stark ermuntert, während der Einschulungspausen in den dafür vorgesehenen Raucherzonen zu rauchen. Am Ende des Programms wurden sie aufgefordert, ihre letzte Zigarette zu rauchen.

Alle Teilnehmer mussten die Nacht zwischen Tag 1 und 2 im selben Hotel verbringen. Das Ziel dieser Maßnahme war die Konsolidierung der Lernerfahrung der Teilnehmer während der Einschulung.

Danach erhielt die Gruppe der Dopadyn-Teilnehmer eine CD mit den psychodynamischen Meditationen und wurde angeleitet, diese Aufnahmen mindestens einmal täglich für die Autosuggestion zu verwenden, wobei jedes der fünf Szenarios je eine Woche lang in einem fünfwöchigen Zyklus wiederholt werden sollte. Sie wurden auch dazu ermuntert, den Anfangsbuchstaben des gerade geübten Autosuggestionsszenarios als visuellen Erinnerungsreiz an das Training auf den Handrücken zu schreiben (K für König oder Königin bei der Selbstwirksamkeit, B für Baby bei der Selbstzufriedenheit, O für Organe bei der Freiheit, G für Gold bei der Selbstachtung, S für Strand beim Selbstvertrauen) und das Duftöl immer während der Meditationen und in Situationen zu benutzen, die in der Vergangenheit zu Rauchen geführt hatten. Die eineinhalbtägige Einschulung war die einzige therapeutische Intervention, die die Teilnehmer der Dopadyn-Gruppe erhielten.

Das Studienergebnis

Nach drei, sechs und zwölf Monaten wurden alle Studienteilnehmer über jegliches Rauchen seit dem Aufhörtag befragt, und der Kohlenmonoxidspiegel in der Ausatemluft wurde gemessen. Auch Harnproben wurden auf Cotinin, ein Haupt-Stoffwechselprodukt von Nikotin, untersucht.

Die Rate der auf diese Weise bestätigten zwölfmonatigen kontinuierlichen Abstinenz betrug 41 Prozent in der Dopadyn-Gruppe und 12,3 Prozent in der Zyban-Gruppe. Die Sicherheit der Konditionierung von Empfindungen mit natürlichen Substanzen bei Dopadyn war sehr hoch. Nur eine Teilnehmerin beendete die Einschulung nicht. In der Zyban-Gruppe brachen hingegen 27 Teilnehmer ihre medikamentöse Behandlung ab.

Die Studie zeigte also, dass sich Dopadyn als über dreimal so wirksam erwies als das zum Zeitpunkt der Studiendurchführung beste Medikament zur Raucherentwöhnung.

Der Duftreiz und wie er wirkt

Diesem Buch ist ein mit einem Duft getränktes Lesezeichen beigelegt, der ein wichtiger Bestandteil von Dopadyn ist. Der spezielle Duft wird dabei helfen, nach dem Rauchstopp frei zu bleiben. Wie das funktioniert, ist wissenschaftlich erklärbar: Jeder Duft gelangt über die Nase direkt in das limbische System – das ist der älteste Teil unseres Gehirns, der eine wichtige Rolle beim Entstehen und Regulieren von Gefühlen spielt. Mit jedem Atemzug werden Millionen Riechzellen stimuliert, die über das Hirn und die Nervenbahnen Impulse an das Hormon- und Immunsystem weitergeben. Die Bereiche des Gehirns, in denen

Informationen über Gefühle, Erinnerungen oder Sexualität sitzen, werden direkt angesprochen. Der Körper antwortet darauf mit einer Ausschüttung von Botenstoffen. Düfte können somit das Wohlbefinden und kognitive Leistungen des Menschen beeinflussen.

Gerüche und Emotionen
Wir können Tausende von Gerüchen erkennen und im Gedächtnis speichern. Einer der Informationswege führt vom Riechhirn direkt zum Mandelkern, dem Sitz der Emotionen. Im Mandelkern erzeugen die eintreffenden Geruchsinformationen blitzschnell ein Gefühl. Je nach Geruch kann das zum Beispiel Freude sein, Angst oder Ekel. Gerüche wecken auch Erinnerungen, sie können uns zum Beispiel schlagartig in die Kindheit zurückversetzen. Der Sitz des Gedächtnisses liegt im Hippocampus, in unmittelbarer Nachbarschaft zum Mandelkern. Hier entstehen vor dem inneren Auge Bilder, die der Duft hervorruft. So weckt der Duft von frischem Apfelkuchen vielleicht Erinnerungen an die Großmutter; riechen wir das Parfüm eines Ex-Partners, können Gefühle wie Sehnsucht und Wehmut entstehen.

Bei der Klassifizierung der Gerüche werden immer wieder folgende sechs Geruchsqualitäten hervorgehoben: blumig, fruchtig, würzig, brenzlig, faulig und harzig.

Gerüche als Warnsignale
Wahrnehmbare Riech- oder Duftstoffe dienen zur Identifizierung von Nahrung, Verdorbenem, von Artgenossen und Feinden. Gerüche warnen auch vor stofflichen Gefahren, beispielsweise hat der hochgiftige Schwefelwasserstoff eine sehr niedrige Geruchsschwelle. Schon wenige Moleküle reichen aus, um die Substanz an ihrem typischen Geruch nach faulen Eiern, der bei der Zersetzung von Proteinen aus schwefelhaltigen Aminosäuren durch Fäulnis- und Schwefelbakterien entsteht, zu identifizieren.

Bereits nach etwa fünf Minuten werden die Riechnerven durch einen bekannten Geruch nicht mehr erregt. Dies ist der Grund dafür, dass wir uns selbst nicht bewusst riechen können. Diese Geruchsanpassung unserer Riechnerven ist aber vor allem eine sinnvolle Sicherheitsvorkehrung. Würden wir alle auf uns einströmenden Gerüche permanent bewusst wahrnehmen, würde in unserem Kopf ein Geruchschaos ausbrechen, und wir könnten gefährliche Gerüche wie die von giftigen Gasen nicht mehr erkennen.

Pawlow und die Düfte

Um zu erklären, wie neutrale Reize im Gehirn zu konditionierten Reizen werden, die eine erlernte Reaktion hervorrufen, machen wir einen kurzen Ausflug in die Welt der Psychologie. Das Phänomen des Pawlow'schen Hundes ist bekannt: Der russische Psychologe P. Pawlow entdeckte 1918 durch Zufall die Zusammenhänge der klassischen Konditionierung, als er eigentlich den Verdauungsprozess von Hunden untersuchen wollte. Er stellte fest, dass die Hunde verstärkt Speichel produzierten, wenn einer seiner Assistenten den Tieren Futter brachte. Die Tiere speichelten bereits dann, wenn sie den Assistenten bzw. das Futter noch gar nicht sehen konnten: Um die Reaktion auszulösen, genügte es den Tieren anscheinend, den Assistenten zu hören. Tatsächlich konnte jeder Reiz, den der Hund als der Fütterung regelmäßig vorausgehend wahrnehmen konnte, die gleiche Reaktion auslösen wie das Futter selbst.

Wenn wir etwas Schmackhaftes zu essen vor uns stehen haben, setzt in unserem Mund in der Regel eine erhöhte Speichelproduktion ein. Da Reiz (Nahrung) und Reaktion (Speichelfluss) des Verdauungssystems von nichts anderem abhängen, also als automatisch, angeboren, vorprogrammiert oder als Anlage bezeichnet werden können, nannte Pawlow diese Reaktion einen unbedingten Reflex.

In seinem bekanntesten Versuch paarte Pawlow die Futtergabe mit einem zweiten, neutralen Reiz, einem Glockenton. Kurz vor jeder Futtergabe wurde einem Hund ein Glockenton vorgespielt, was nach einigen Wiederholungen dazu führte, dass der Glockenton allein genügte, um die Speichelproduktion des Tieres anzuregen. Der Hund hatte den Glockenton mit dem Futter assoziiert. Die Reaktion war nicht mehr natürlich, sondern erlernt, also konditioniert.

Mit dem Duft zu neuen inneren Bildern
Riechen Sie und Ihre rauchende Lieblingsperson wann immer vorgeschrieben am Lesezeichen mit der speziellen Duftmischung aus Orange, Zitrone und Zimt. Das Besondere an dieser Mischung ist die Kombination verschiedener Wirkungen, die man den jeweiligen Zusätzen nachsagt. So ist Zimt der erste Duft, den wir schon im Mutterleib wahrnehmen können und der uns deshalb immer an frühere Zeiten erinnern wird. Der Duft von Orangen – so zeigen Erfahrungen – soll Ängste reduzieren. Und Zitronengeruch ist klärend und frisch.

Ihre rauchende Lieblingsperson soll während des PDM-Trainings und vor allem nach dem Ausdrücken der letzten Zigarette das Lesezeichen bei sich tragen, genau so, wie sie bisher Zigaretten bei sich hatte.

Geben Sie ihr das Duft-Lesezeichen immer zum Riechen, wenn Sie ihr Informationen aus dem Buch mitteilen. Das Gehirn registriert den Geruch des Dopadyn-Duftes und verbindet alles, was Sie liebevoll mitteilen und was sich Ihre rauchende Lieblingsperson dabei denkt, mit diesem Duft. Das hilft ihr dabei, sich an die neuen inneren Bilder zu erinnern.

Ihr Lieblingsraucher soll den ausgewählten Duft aber bitte nur beim Coaching und später während der psychodynamischen Meditationen verwenden. Man muss bedenken, dass der Geruch von Nikotin immer auf den Händen bleibt, solange geraucht wird. In Zukunft soll dieser Geruch ersetzt werden, damit es leichtfällt, frei zu bleiben.

Die Gebrauchsanweisung

Um den Erfolg zu gewährleisten, sollten Sie das Buch genau nach den folgenden Angaben verwenden.

Ermuntern Sie Ihre rauchende Lieblingsperson, das duftende Lesezeichen immer bei sich zu tragen. Sie können natürlich auch ein Duftölfläschchen mit einer Mischung aus Orange, Zitrone und Zimt in der Apotheke so mischen lassen, dass der Duft auch wirklich angenehm ist. Merken Sie sich bitte das Mischungsverhältnis. Ihr Lieblingsraucher braucht dieses Fläschchen ein Jahr lang nach dem Ausdrücken der letzten Zigarette immer bei sich. Wenn es verlorengeht, sollte derselbe Duft wiederbeschafft werden können. Auch Nichtraucherinnen und Nichtraucher können mit dem Verwenden des Dopadyn-Duftes ganz einfach, wann immer sie wollen, die gesundheitsfördernden Botenstoffe der psychodynamischen Trainingserlebnisse aktivieren.

Ersuchen Sie den Rauchenden immer, am Lesezeichen oder Fläschchen zu riechen, wenn

Sie ihm Informationen aus dem Buch geben oder vorlesen.

Ihre rauchende Lieblingsperson begegnet beim Coaching verschiedenen psychodynamischen Trainingserlebnissen. Es handelt sich dabei um Geschichten, die als fixierte Rollen trainiert werden sollen – so, wie es ein Schauspieler machen würde. Der oder die Rauchende soll diese Rollen mit in den Alltag nehmen, immer in der Rolle der gerade aktuellen psychodynamischen Meditation bleiben und den Tag in den jeweiligen Gefühlen ausprobieren.

Und wichtig: Verändern Sie die Trainingserlebnisse nicht und tragen Sie die geführten Meditationen an den Stellen vor, an denen sie vorgesehen sind. Diese Geschichten aktivieren in Ihrem und auch im Gehirn Ihres Lieblingsrauchers Botenstoffe, die dafür sorgen, dass die darauf folgenden Informationen auch wie gewünscht wirken.

Wann immer Sie sich mit Ihrer rauchenden Lieblingsperson Zeit für das Coaching nehmen, blättern Sie bitte zur zuletzt durchgeführten psychodynamischen Meditation und fühlen Sie sich beide genau in die Rolle der geführten Geschichte ein. Machen Sie erst anschließend weiter.

Um die verwöhnende Wirkung des Glückskicks und den Rauchstopp erzielen zu können, braucht Ihre rauchende Lieblingsperson nicht mit dem Rauchen aufhören zu wollen. Sie muss nur die psychodynamischen Meditationen zu den entsprechenden Informationen durchführen und am Lesezeichen oder Fläschchen riechen.

Beginn des Coachings

Erklären Sie Ihrer rauchenden Lieblingsperson zuerst den Aufbau des Gehirns. Sie können die folgenden Ausführungen vorlesen und ihr währenddessen das Lesezeichen oder das Duftfläschchen reichen.

Die Natur hat in unserem Gehirn im Laufe der Evolution die Funktionen, die sich bewährt haben, einfach bestehen lassen. Ausgegangen ist unsere Gehirnentwicklung von einem ganz einfachen Nervensystem, mit dem zum Beispiel Würmer ihre Welt erfahren. Man nennt es Strickleitersystem. Dieses Strickleitersystem zieht sich zusammen, wenn es einen Schmerz wahrnimmt.

Über Jahrmillionen hat sich aus dem Strickleitersystem im Rückenmark heraus unser Zentralnervensystem entwickelt. Dem von

Knochenstrukturen geschützten Zentralnervensystem steht ein sich in alle Bereiche des Körpers verästelndes peripheres Leitungssystem zur Seite, das Botenstoffe anliefert und motorische Reaktionen an entsprechende Muskelpartien weiterleitet. Darin befindet sich auch bei uns Menschen die Umschaltstelle zwischen Stress und Wohlbefinden, viel differenzierter als bei den Würmchen zwar, aber doch auch mit derselben Absicht versehen, sich bei Gefahr in Bewegung zu setzen oder zu erstarren, damit der Feind uns nicht wahrnimmt. Entlang der Wirbelsäule befindet sich der auf Gefahren reagierende Sympathikus und sein Entspannung bringender »Gegenspieler«, der Parasympathikus. Impulse des Sympathikus veranlassen eine Ausschüttung von Botenstoffen, die Menschen in manchen Gefahrensituationen »übermenschliche« Kräfte verleihen, Impulse des Parasympathikus senden Botenstoffe aus, die uns Wohlsein empfinden lassen. Die ersten Symptome bei Dauerstress sind deshalb oft Beschwerden im Rücken- und Nackenbereich, eben an genau dieser Umschaltstelle. Wir leiden an Verspannungen im Rücken, Bandscheibenvorfällen und Entzündungsreaktionen. Die Natur hat den Mechanismus der Umschaltstelle also einfach behalten und das Gehirn hierarchisch weiterentwickelt.

Es hat sich in weiterer Folge das Vorderhirn herausgebildet, das der Informationsverarbeitung dient, und das Kleinhirn, das den Bewegungsapparat koordiniert. Der Hirnstamm steuert Herzschlag und Atmung und kümmert sich primär um die Aufrechterhaltung des organischen Gleichgewichts: Atmung, Blutkreislauf, Verdauung, Temperaturregelung und Sexualfunktionen. Alle zusammen stellen unser Körpergedächtnis dar. Das Körpergedächtnis ist mit drei Jahren fertig ausgebildet, es wird also sozusagen nicht älter als drei Jahre. Mit drei Jahren weiß der Körper, welche Darmbakterien er braucht, um mit der zugeführten Nahrung umgehen zu können, er weiß, welches Immunsystem er braucht, um mit seiner Umgebung zurechtzukommen, er kann aufrecht gehen und seine Blasen- und Darmfunktion kontrollieren. Er kennt die Sollwerte der Körpertemperatur und hat sein physiologisches Regelsystem ausgebildet. Wir scheiden mit fünfzig gleich aus wie mit drei Jahren, die Funktion wird nicht älter. Wir haben mit drei und mit zwanzig Jahren dieselbe Körpertemperatur. Auch die Temperatur wird also nicht älter. Wir haben somit, könnte man sagen, ein dreijähriges Kind in uns. Alle unsere Drüsen und Organe, unsere Nervenzellen – unser gesamter Körper ist wie ein dreijähriges Kind. Er ist empfindsam und braucht unsere Fürsorge.

Im Laufe der Evolution hat sich unser limbisches System ausgebildet, das sich an das Körpergedächtnis anschmiegt und es nach oben hin umhüllt. Es ist unser Emotionsgedächtnis und wird maximal sechs Jahre alt. Mit sechs Jahren wissen wir, wie wir weinen und lachen, uns erschrecken und bei freudiger Überraschung strahlen, wie wir uns ekeln und schämen, fürchten und erstarren oder aggressiv angreifen. Emotionale Reaktionen werden nicht älter als bei Sechsjährigen. Wenn wir weinen, weinen wir wie Sechsjährige, wenn wir uns ärgern, ärgern wir uns wie Sechsjährige. Das Emotionsgedächtnis ist das zweite Kind in uns, auf das wir achtgeben müssen.

In weiterer Folge hat sich unser Verstand über die beiden gewölbt und aus Platzmangel in unserem Schädel unzählige Furchen geworfen und so die Großhirnrinde gebildet. In ihr finden das Denken, Planen und Handeln statt. Emotionen (das sechsjährige Gedächtnis) lassen hier Gefühle entstehen, die uns bewusst sind. Hier machen wir das, was wir mitteilen wollen, zu Sprache, Bildern und Symbolen. Hier befindet sich unser Verstandesgedächtnis, und das ist so alt, wie wir es sind. Aus allen drei Gedächtnissen – dem Körpergedächtnis, dem emotionalen Gedächtnis und dem Verstandesgedächtnis – werden unsere Handlungen gesteuert. Fehlt dem Dreijährigen Eisen im Körper, bekommt der Sechsjährige Hunger, und der Verstand steuert mit seinem Wissen im Supermarkt die Bohnen an, kann aber nicht begründen, warum er sie kauft. Er weiß nichts vom Eisenmangel.

All unsere Handlungen, jeder Gedanke, jede Empfindung bauen sich aus dem Körpergedächtnis, dem Emotionsgedächtnis und dem Verstandesgedächtnis zusammen, die drei bilden unseren Erfahrungsschatz. Dabei handelt es sich also um die Gesamtinformation des Dreijährigen, des Sechsjährigen und des bewussten Erwachsenen in uns, das unsere Handlungen bestimmt. Der Erfahrungsschatz erhält etwa 1,5 Millionen Informationen pro Sekunde, der Verstand im Vergleich dazu nur 35 bis 40 Bits pro Sekunde an Informationen. Und zwar jede Sekunde unseres Lebens.

Riechen Sie bitte beide am Lesezeichen!

Im Laufe des Dopadyn-Coachings wirst du zu zwei Erkenntnissen kommen.

1. **Rauchen löst einen hormonellen Dauerschockzustand im dreijährigen Körpergedächtnis aus.** *Es täuscht damit unsere Handlungen und unseren Verstand. Beim Rauchen bringt Nikotin unser natürliches Narkosemittel Endorphin ins Notprogramm und macht es auf Dauer funktionsunfähig. Ist das Endorphin in Not, wird unser Antriebsmittel Dopamin ausgeschüttet, und wir fühlen uns gut, und somit denken wir, wir seien beim Rauchen glücklich und entspannt.*
2. **Es gibt niemanden und nichts – keinen Menschen, keine Methode, keine Theorie –, der, die oder das für dich das Rauchen aufgibt.** *Mit der letzten Zigarette bist du allein. Niemand kann das für dich tun. Und niemand kann das veranlassen, auch kein Medikament, keine Hypnose, kein Voodoozauber. Bei dieser Entscheidung handelt es sich um eine in existenzieller Einsamkeit.*

Wir werden verstehen lernen, dass Rauchende keine Schuld trifft, wenn sie rauchen. Die Natur stattet uns mit einem Mechanismus aus, der uns in schwierigen Situationen überleben lassen soll. Die *meiste Zeit, die wir als Menschen auf dieser Erde sind, verbringen wir als Nomaden. Wir sind evolutionär gesehen erst ganz kurze Zeit sesshaft und leben daher noch immer mit Mechanismen, mit denen wir als Höhlenmenschen ausgestattet wurden.*

Stell dir vor, du bist ein solcher Höhlenmensch und bist hungrig in der Höhle. Du hörst draußen Wölfe. Dein Hunger und der Hunger deiner ganzen Gruppe, deines Rudels ist noch nicht so groß, dass du unbedingt raus musst. Du beschließt, noch einen Tag mit dem Sammeln oder Jagen zu warten. Am nächsten Morgen hörst du, dass der Jäger des Nachbarrudels von den Wölfen getötet worden ist, und du hörst sie nach wie vor in der Nähe. Nun ist aber der Hunger schon sehr groß. Du musst hinaus. Dein sechsjähriges Emotionsgedächtnis spürt schreckliche Angst. Das dreijährige Körpergedächtnis schüttet eine beträchtliche Dosis von Endorphin aus, dem körpereigenen Narkosemittel. Das stimmt dich optimistisch, schärft deinen Blick, und ein Ausstoß von Dopamin, dem Hormon für Antrieb, veranlasst dich, hinauszugehen und mit Beute heimzukommen.

Rauchende sind mit der Substanz Nikotin in Kontakt gekommen und haben die »Türen« in den Nervenzellen, die das Nikotin hineingelassen haben, geöffnet. Nikotin ist Gift und bedeutet für den dreijährigen Körper Todesgefahr. Endorphin wird ausgeschüttet, und ein Ausstoß von Dopamin soll uns veranlassen, uns zu retten. Wenn wir aber weiterhin Nikotin zuführen, erschöpft sich das Endorphin so sehr, dass es nicht mehr auf die Beine kommt. Jetzt setzt sich das Nikotin vor die Schmerztür im Gehirn. Es hält sich aber nur sehr kurze Zeit im Gehirn und muss dann neu zugeführt werden. Das ist alles.

Das dreijährige Körpergedächtnis braucht also Nikotin als Schmerzmittel, falls uns etwas passiert. Das natürliche Endorphin reagiert nicht mehr, solange Nikotin da ist. Der Dreijährige in uns schickt ein Signal an das sechsjährige Emotionsgedächtnis, das Angst und Spannung im Erfahrungsschatz erzeugt. Dem Verstand hat die Tabakindustrie erzählt, dass Nikotin nicht süchtig macht und für Entspannung und Freiheit sorgt. Damit ist die Bahn frei für die stündliche Nikotinzufuhr bei Rauchenden.

Die Wahrheit ist aber, dass Nikotin extrem süchtig macht. Die Richterin Gladys Kessler hat 2006 entschieden, dass die Tabakkonzerne R.J. Reynolds, Philip Morris USA, Altria und Lorillard das Gesetz gebrochen hatten, indem sie jahrzehntelang über die Gefahren des Rauchens gelogen hatten.

Seit 2017 müssen diese Tabakkonzerne darüber aufklären, dass sie Zigaretten vorsätzlich mit so viel Nikotin versehen haben, um Abhängigkeiten zu erzeugen und aufrechtzuerhalten. Die Tabakindustrie hatte mit zahlreichen »Studien« verbreitet, dass Rauchen eine schlechte Gewohnheit und Nikotin ein Genuss- und kein Suchtmittel sei. Damit wurden die Menschen manipuliert. Tabak enthält neben Nikotin eine Menge suchterzeugender Gifte, die den Körper rasch abhängig machen. Davon kommt man nicht einfach los. Nur drei bis fünf von 100 Menschen schaffen es, das Rauchen »einfach so« aufzugeben. Alle anderen fangen nach einem Stopp innerhalb eines Jahres wieder an.

> Haben Rauchende den Suchtmechanismus und die dazugehörigen Bilder begriffen, dann hören sie ganz von selbst zu rauchen auf. Und zwar sofort, gleichgültig, in welcher Situation sie sich befinden. Dann sind sie rauchfrei, ganz von selbst und lebenslang! Eine Erkenntnis, die ihre inneren Bilder unumkehrbar verändert. Für immer! Das verspreche ich Ihnen.

Dopadyn – der natürliche PDM-Glückskick

Wie jeder durch geführte Geschichten rauchfrei werden kann

Dopadyn ist ein natürlicher Glückskick, der bei Verhaltensänderung hilft. Es wirkt im limbischen System, dem sechsjährigen Teil des Gehirns, der für die emotionale Bewertung und Verarbeitung von Informationen sowie die unbewusste Verhaltenssteuerung im Erfahrungsschatz zuständig ist. Hier werden Reize aus dem Körperinneren und von außen verarbeitet. Da unser Verhalten also neben dem erwachsenen Verstand vor allem vom sechsjährigen Emotionsgedächtnis und dem dreijährigen Körpergedächtnis gesteuert wird, hat es wenig Sinn, seine Handlungen durch Disziplin und Verhaltensregeln verändern zu wollen.

Das Kernstück von Dopadyn ist die Konditionierung von bestimmten Empfindungen mit natürlichen Substanzen, die wichtigste davon ist der spezielle Duft. Die psychodynamischen Meditationen aktivieren im Gehirn

Botenstoffe, die es für neue Eindrücke bereitmachen. Der Duft bewirkt, dass die so gewonnenen neuen Empfindungen jederzeit abgerufen werden können.

Das Kernstück: die psychodynamische Meditation (PDM)

Die psychodynamische Meditation, kombiniert mit dem Dopadyn-Duft, ist der wichtigste Baustein für den natürlichen Glückskick. Sie basieren auf einer Anleitung zur Aktivierung positiv wirkender körperlicher Botenstoffe mithilfe von Autosuggestion.

Verhaltensänderung mithilfe von PDM funktioniert, weil PDM gewisse neuronale Straßen schließt und andererseits neue Wege eröffnet. Dazu muss man wissen, dass jeder Vorgang im Gehirn Spuren hinterlässt – eben die sogenannten *neuronalen Straßen*. Je öfter ein gleicher Vorgang im Gehirn abläuft, desto tiefer wird die Spur. Dies hat zur Folge, dass der Vorgang mit jedem Mal schneller, exakter und stärker abläuft, weil er von unserem Bewusstsein nicht mehr aktiv gesteuert werden muss. Wir benutzen dieses Phänomen zum Beispiel beim Lernen in der Schule. Auch das Autofahren wäre ohne diese eintrainierten Abläufe gar nicht möglich.

Bei PDM geht es also um ein gezieltes Arbeiten mit dem Gehirn mit dem Ziel, dass dieses schlussendlich fähig sein soll, Glückshormone auf Knopfdruck freizusetzen. Und diese Glückshormone sollen in der Folge dann die Entzugserscheinungen verhindern, die beim Rauchstopp entstehen. Doch bis das mit dem Knopfdruck funktioniert, ist ein Training erforderlich. Denn beim Training baut sich eine dazugehörende innere Gehirnlandschaft auf. Die einzelnen Verbindungen zwischen den Gehirnzellen werden dabei dicker und größer und stabilisieren sich im weiteren Verlauf. So ist jenes Gehirnzentrum, das für die Steuerung der Finger zuständig ist, etwa bei einem Klavierspieler größer als bei Personen, die nicht Klavier spielen.

PDM gibt also Modelle für innere Leitbilder vor, die wie Fremdwörter gelernt werden müssen. Wir konzentrieren uns immer wieder auf diese Modelle, bis uns die dazugehörenden Gefühle so vertraut sind, dass wir diese ganz automatisch abrufen können, wenn wir Glücksgefühle brauchen.

Glückshormone auf Knopfdruck
Das dreijährige Körpergedächtnis äußert sich durch Botenstoffausschüttungen, das sechsjährige Emotionsgedächtnis in Bildern und

das Verstandesgedächtnis in Worten. Aktiviert wird das dreijährige Körpergedächtnis für die Ausschüttung von Glückshormonen durch die Arbeit mit Bildern für das sechsjährige Emotionsgedächtnis. Durch die Konditionierung der meditierten Empfindungen mit dem Duftöl lernt das erwachsene Verstandesgedächtnis, im sechsjährigen Emotionsgedächtnis innere Bilder jederzeit so abzurufen, dass das dreijährige Körpergedächtnis Botenstoffe, gleichsam »glückliche Nachrichten«, im Körper ausschüttet und man sich dadurch automatisch wohlfühlt. Der Körper befindet sich dabei in einem hormonellen Zustand, den er nur hat, wenn er gesund und erfolgreich ist.

Psychodynamisch bedeutet in diesem Fall, dass die Inhalte der Meditationen auf menschliche Grundgefühle zurückgreifen, die bei der Entstehung des sechsjährigen Emotionsgedächtnisses im Gehirn wesentlich waren. Die individuelle Lebensgeschichte spielt dabei eine zentrale Rolle. Jeder Mensch hat sein ganz eigenes Emotionsgedächtnis, seine eigene innere Erinnerungslandschaft.

Die psychodynamischen Meditationen greifen mithilfe von fixierten Modellen (Rollen) erlebnishaft auf Gefühle zurück, die zur möglichen Korrektur innerer Meinungen über sich selbst anregen, die eventuell zu Mangelerlebnissen in uns führen können. Ein Beispiel zur Erklärung: Man stellt sich vor, eine Königin beziehungsweise ein König zu sein oder in einer wunderschönen Blumenwiese zu liegen oder gar in Gold zu baden. Diese Vorstellungen wecken im sechsjährigen Emotionsgedächtnis Glücksgefühle.

Erinnern wir uns im Alltag an die trainierten Trainingserlebnisse oder riechen am Duft, können wir immer wieder genau in der notwendigen Situation den Glückskick abrufen. Mit diesen neu gewonnenen Empfindungen können wir nun auch den Tag neu erleben.

Die Macht unseres Emotionsgedächtnisses

Was sind nun diese inneren Vorstellungen und Fantasien, die eine Ausschüttung von Glückshormonen anregen können?

Innere Bilder sind – wissenschaftlich betrachtet – Verschaltungsmuster von Nervenzellen im Gehirn, die sich einmal herausgebildet haben und auf die man später zurückgreifen kann, wenn sie im Emotionsgedächtnis gespeichert wurden. Darüber, ob ein inneres Bild abgespeichert wird oder nicht, entscheidet die Gefühlsintensität.

Fakten, also rationale Dinge, werden im Verstand im Langzeitgedächtnis gespeichert. Dort sind sie auch bewusst abrufbar. Emotionen, Ereignisse, die uns mit allen Sinnen berühren, sind im sechsjährigen Emotionsgedächtnis abgelegt, und zwar bildhaft. Sie befinden sich im limbischen System und am vorderen Frontallappen im Unbewussten. Man kann sie aber aktivieren. Wenn man etwa seinen letzten Urlaub noch einmal Revue passieren lässt, reagiert das dreijährige Körpergedächtnis mit Anzeichen von Entspannung oder ruhigerer Atmung. Was wir uns im Geiste vorstellen, kann unseren Körper also genauso intensiv aktivieren, als würde man körperlich etwas unternehmen. Neuere Ergebnisse der Hirnforschung belegen sogar: Beschäftigen wir uns mit angenehmen Dingen, dann werden die Kontaktstellen im Gehirn, die für die Leistungsfähigkeit und Aktivität zuständig sind, deutlich stärker.

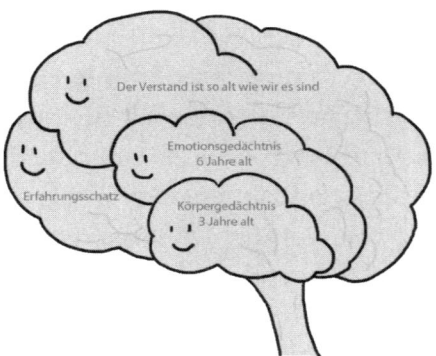

Innere Bilder sind also in unseren drei Gedächtnissen (Verstand, Emotion, Körper) abgespeicherte Erinnerungen, die wir benutzen, um uns in der Welt zurechtzufinden. Wir brauchen diese Gedächtnisse, um Handlungen zu planen oder auf Bedrohungen zu reagieren. Aufgrund dieser Gedächtnisse erscheint uns etwas schön oder hässlich. Die abgespeicherten Erinnerungen sind maßgeblich dafür, wie und wofür wir unser Gehirn benutzen.

Unsere ersten Gedächtnisinhalte entstehen in der Kindheit durch unsere Bezugspersonen. Indem wir ihr Verhalten registrieren und abspeichern, lernen wir zukünftiges Verhalten. Wie wir im Leben reagieren, entsteht also durch die Eindrücke unseres Gegenübers. So wird ein Kind, wenn es sich verletzt, auf dem Gesicht der Mutter Schrecken und Schmerz sehen. Es weiß nun, dass es sich weh getan hat, und wird beim nächsten Mal auch mit Schreck und einem Schmerzenslaut reagieren.

Das Tainieren neuer innerer Bilder ist kein unabhängiger Vorgang. Man kann also nicht – wie in einem Fotoalbum – einfach immer neue Bilder dazukleben, während die alten unverändert an ihrem Ort bleiben. Im Gehirn ist das Entstehen von Bildern ein dynamischer Prozess.

Neue Vorstellungen und Fantasien verändern also Vorstellungen, und alte Erinnerungen verändern neue. Und mit diesen inneren Bildern kann man arbeiten. Mit ihrer Hilfe kann man Botenstoffe ausschütten und bestimmte Hormone aktivieren. Eine wichtige Technik, um rauchfrei zu bleiben!

So »malen« wir positive innere Bilder

Wie ein inneres Bild bewertet wird, hängt von unseren Gedanken und Gefühlen zu dem Bild ab. Probiere es mal anhand eines Beispiels. Betrachte das Bild unten und schreibe in Stichworten auf, was dir dazu einfällt. Etwa: Sommer, Erdbeergeschmack, klebrige Hände und so weiter.

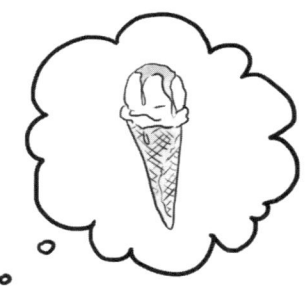

Beim Anblick von Eis werden alle Regionen in deinem Gehirn gereizt, die zum Thema »Eis« etwas sagen. Alle inneren Bilder, die du in deinem Leben zum Thema »Eis« gespeichert hast, sind jetzt aktiv. Der Reiz »Eis« zupft gleichsam alle Saiten im Gehirn an, und diese schwingen synchron wie ein Orchester. Das Gehirn reagiert auf einen Reiz nämlich mit seiner gesamten Architektur und der

inneren Bilderlandschaft fast zur gleichen Zeit. Jetzt kann der Verstand die schwingenden Saiten abwandern, und es fallen ihm dabei verschiedene Inhalte ein, die ihm zum Thema Eis bekannt sind.

Das Gehirn hat also die Fähigkeit, alle Abbildungen, die mit einem bestimmten Reiz zu tun haben, gleichzeitig abzurufen.

Riechen Sie bitte beide am Lesezeichen!

Noch ein Beispiel: Betrachten wir gemeinsam das Bild des früheren Papstes Johannes Paul II. im Anschluss. Niemand wird beim Anblick des Bildes sagen: Das ist ein alter Mann, der spricht und etwas Rotes trägt. Vielmehr haben wir im Gehirn die Inhalte aller Abbildungen aktiviert, die mit Papst Johannes Paul II. zu tun haben. Wie Saiteninstrumente schwingen sie in unseren Köpfen.

Wir können mit unserem Verstand quasi zur gleichen Zeit all das abtasten und nachsehen, was uns zu diesem Papst einfällt. Das, was uns einfällt, ist aber von unserer subjektiven inneren Erinnerungswelt abhängig: dass er gestorben ist, dass er ein Attentat überlebt hat, dass er – obwohl in seinem hohen Alter schwach und krank – immer noch gepredigt hat, dass er politisch tätig und seinem Herkunftsland verbunden war, und Ähnliches. Alle Inhalte, die wir – bewusst oder unbewusst – zum Thema dieses Papstes in uns abgebildet haben, sind zugleich aktiviert, »benachbarte« Bilder sind mit assoziiert.

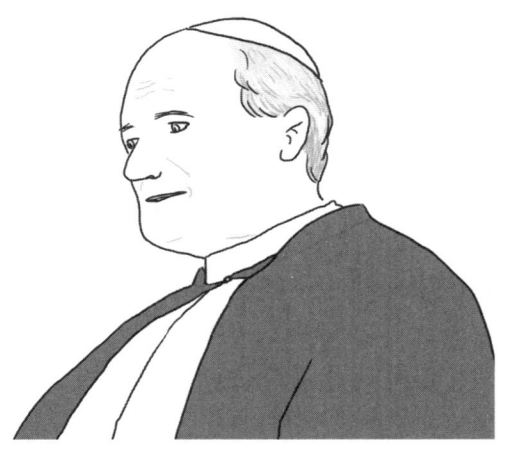

Die Schweizer Entwicklungsneurologin Lislott Ruf-Bächtiger hat die Abbildungen im Gehirn, diese miteinander verbundenen Nervenbahnen, mit einem Eisenbahnnetz verglichen. Für unterschiedliche Reize und Reizleitungen werden gleiche Bahnhöfe verwendet; für unterschiedliche Wege der Reizleitungen gleiche Schienenabschnitte, die aber durch unterschiedliche Weichenstellungen wieder getrennt werden. Durch die psychodynamischen Meditationen bauen wir im Gehirn ein neues und vielfältiges Netz auf.

Das Zupfen der Saiten im Gehirn löst die Aktivierung verschiedener Erinnerungsbilder aus und setzt entsprechende Nachrichtensysteme im Gehirn in Gang. Das passiert nicht nur beabsichtigt, sondern ständig und unbewusst. Auch während wir schlafen, ist dieser Prozess im Gange.

Im Gehirn befindet sich unser Erfahrungsschatz, der dafür sorgt, dass Wahrnehmungen (Reize) entweder unbewusst bleiben oder in den Verstand geführt werden, wenn das notwendig ist. Pro Sekunde treffen rund 400 Milliarden Reize auf den Erfahrungsschatz. Den Verstand erreichen nur 2000 davon. Dafür sorgt der Erfahrungsschatz, da wir dieser intensiven Reizüberflutung sonst nicht gewachsen wären.

Quietscht zum Beispiel in der Nacht eine Tür, erkennt unser Erfahrungsschatz, ob nur unsere Katze hereingekommen ist – dann lässt er uns weiterschlafen – oder ob das Geräusch fremd und vielleicht sogar gefährlich ist – dann weckt er uns auf.

Positive Gedanken heilen, negative tun uns nicht gut

Natürlich wollen wir alle viel mehr schöne Bilder in unserem Gedächtnis haben als negative. Und das können wir steuern. Positive Gedanken vermehren die Lusterinnerungen im Emotionsgedächtnis anhaltend. Sie beeinflussen die Wahrnehmungen positiv, indem sie die angenehmen inneren Bilder vermehren. Es geht in diesem Zusammenhang nicht um »positives Denken«, das schlechte Ereignisse nur bemalt, sondern es handelt sich um das Erleben positiver Erfahrungen in der eigenen Erinnerungswelt. Wir können das Leben leer erleben oder in der Fülle. Wir können uns vernünftig in gegebene Situationen einordnen, anderen vertrauen und uns ihnen tief verbunden fühlen, oder wir können hadern und lamentieren und mit dem Gedanken »Was wäre, wenn …?« ständig mit unseren Entscheidungen unglücklich sein und den Umständen die Schuld geben.

Riechen Sie bitte beide am Lesezeichen!

Umgekehrt schaden uns negative Bilder. So verschafft es etwa einem Raucher schlechte Gefühle, wenn er davon ausgeht, dass seine

Lunge schwarz ist, dass er nur schwer atmen kann und wahrscheinlich krank wird. Alle Erinnerungsbilder im Gehirn sind zu den einzelnen Gedanken neuronal aktiv. Alle Bilder zur schwarzen Lunge sind aktiv, er fühlt sich schlecht. Fühlen Rauchende sich schlecht, greifen sie unbewusst zur Zigarette. Das Gehirn weiß, dass Nikotin chemisch »gute Gefühle« erzeugt, und es weiß auch, dass derjenige, der sich »schlecht« fühlt, sie deswegen braucht. Doch es geht dem Raucher nur vermeintlich besser. Tatsächlich belastet er seine Lunge weiter, sie wird schwärzer, seine Atmung schwerer. Das ist kein magischer Prozess, sondern ein neuropsychologisch gut erklärbares Phänomen.

Das gibt es auch in anderen Lebenssituationen. Denkt etwa ein Motorradfahrer ständig an einen Unfall, wird er ihn irgendwann wahrscheinlich verursachen. Seine Wahrnehmung ist auf Unfall eingestellt. Sieht er einen Stein auf der Straße, fixiert ihn mit den Augen und denkt: »Bloß nicht drüberfahren!«, dann fährt er treffsicher auf diesen Stein zu.

Was passiert dabei im Gehirn? Die Nervenzellen im Gehirn reagieren auf Signalreize. Wenn wir uns selbst sagen: »Kein Bier!«, werden alle mit Bier verbundenen Erinnerungsbilder aktiviert. Trinkt jemand gern Bier, werden in ihm alle Erinnerungen an ein für ihn gutes Bier geweckt, und er will sofort eines trinken.

Im gegebenen Raucherbeispiel ist es deshalb besser, sich die Lunge rosa vorzustellen. Mögen auch schwarze Flecken darauf sein: Unser Ziel ist eine rosarote und gesunde Lunge! Deshalb konzentrieren wir uns auf die rosa Stellen der Lunge. Denn wohin man seine Aufmerksamkeit lenkt, dorthin richtet der Erfahrungsschatz den ganzen Körper aus. Dann nämlich feuern jene Erinnerungsbilder, die mit dem vollkommen gesunden Körper zu tun haben, und stellen das Verhalten darauf ein. Alle Erinnerungsbilder zur Gesundheit werden damit aktiviert.

Setzen wir im Gehirn also genau diese Vorstellungen für das ein, was wir erreichen wollen! Unser Erfahrungsschatz erledigt den Rest.

> **Probieren Sie es mit der Meditation »Freiheit« aus. Lesen Sie dazu bitte Seite 171 Ihrer rauchenden Lieblingsperson vor.**

Je mehr Zeit man mit angenehmen und lustvollen Bildern verbringt, umso lustvoller nimmt man sein Leben wahr. Je mehr Zeit man mit unangenehmen und schmerzvollen Bildern verbringt, als umso schwerer erlebt man sein Leben.

Riechen Sie bitte beide am Lesezeichen!

Gemeinerweise verändern angstvolle und traumatisierende Erfahrungen den Erfahrungsschatz jedoch leichter und intensiver als lustvolle Erlebnisse. Wir sind von Natur aus ängstlich und müssen ständig für Sicherheit sorgen. Das Dopamin erzeugende System wird umso stärker aktiviert, je größer im Gehirn die Entspannung durch sichernde Erlebnisse ist. Nach großer Angst ist im Gehirn die Beruhigung größer als nach einem weniger angstvollen Erlebnis.

Das Dopamin wirkt im Gehirn gleichsam als »Weichmacher« (so Gerald Hüther), denn bei großer Sicherheit ist die Dopaminaktivierung größer und das Gehirn weicher. Die Bahn kann daher leichter »eingebügelt« werden und ist damit auch tiefer.

> Die Natur schickt uns nicht satt auf die Welt, sondern hungrig. Solange wir leben, müssen wir regelmäßig Nahrung zu uns nehmen, weil wir Energie zum Leben brauchen. Der Hunger sorgt also für unsere Energie. Genauso schickt uns die Natur voller Angst auf die Welt. Solange wir leben, müssen wir uns um Sicherheit bemühen, damit uns keine Schmerzen widerfahren. Die Angst sorgt

also für unsere Sicherheit. Der Neurowissenschaftler Dr. Joseph E. LeDoux von der Universität New York hat herausgefunden, dass die Spur der Angst im emotionalen Gehirn immer unauslöschlich vorhanden bleibt. Ratten verhalten sich nur so lange, als ob sie keine Angst hätten, solange der präfrontale Kortex die automatische Reaktion des emotionalen Gehirns aktiv blockiert. Sobald die Kontrolle nachlässt, gewinnt die Angst wieder die Oberhand, auch nach einer Therapie. LeDoux spricht von der »Unauslöschlichkeit der Angst«.

Die vier menschlichen Fähigkeiten und wie sie bei der Rauchentwöhnung helfen

Wie wir jetzt wissen, sind emotionale Bilder im sechsjährigen Emotionsgedächtnis abgespeicherte Muster, die wir benutzen, um uns in der Welt zurechtzufinden. Diese Bilder verkörpern auch unsere seelischen Häuser oder unsere vier seelischen Fähigkeiten. Mit PDM lernen wir, diese Fähigkeiten zu stärken und das dreijährige Körpergedächtnis dazu zu bringen, bestimmte Botenstoffe beziehungsweise Hormone auszuschütten. Das ist entscheidend, um den Stoffwechsel nach dem

Rauchstopp zu normalisieren und die Entzugserscheinungen zu verhindern.

Die Fähigkeit, Aufmerksamkeit auf jemand anderen zu richten
Die hierzu nötigen Bausteine werden in der Schwangerschaft, während der Geburt und in den ersten drei Lebensmonaten geliefert, und wir bauen damit ein Leben lang unser seelisches Haus der Selbstzufriedenheit auf. Wie die Lieferung aussieht, hängt in erster Linie von den Eltern ab. Wie wohl kann sich die Mutter in der Schwangerschaft fühlen, wie gut passt der Vater auf Mutter und Kind auf, und wie sehr sind die beiden geschützt?

In dieser Phase wird quasi der Sollwert für Oxytocin, unser Vertrauenshormon, eingestellt, das direkt an das Hormon der Aufmerksamkeit gekoppelt ist. Entscheidend ist, dass wir in diesen Monaten erstes Vertrauen zu unseren Wahrnehmungen und zu passenden Reaktionen unserer Bezugspersonen fassen, erste Situationen kennenlernen und erste Gefühle wie Hunger bestimmen können. Das ist für das ganze weitere Leben unerlässlich, denn nur, wer seine eigenen Bedürfnisse kennt, kann auch die Bedürfnisse anderer erkennen. Hier beginnt sich die Fähigkeit der Selbstzufriedenheit auszubilden. Nur wenn ich mit mir zufrieden bin, meine Bedürfnisse kenne und beachte, kann ich mich »auf mich verlassen« – ich kann mich also mit meiner Aufmerksamkeit von mir abwenden, mich vertrauensvoll auf andere einlassen und mich um ihr Wohl bemühen. Für ein erfülltes Leben, Lieben und Leisten ist dies unerlässlich.

Der englische Kinderarzt und Psychoanalytiker Donald Winnicott hat den Begriff der *good enough mother* geprägt. Dabei geht es um die nicht völlige Erfüllung aller kindlichen Bedürfnisse nicht durch die »ideale«, sondern durch die »ausreichend gute« Mutter. Und es geht auch um das Prinzip der Notwendigkeit der unvollkommenen Mutter. Das heißt, dass eine Mutter mit klar erkennbarer Persönlichkeit und deutlichen eigenen »Ich-Grenzen« die bessere Partnerin des Säuglings ist als eine perfekte, alle kindlichen Wünsche ohne eigene Grenzangabe erfüllende hingebende. Die Mutter muss nämlich eine auch für sich selbst gute Mutter sein. Der Konflikt der konkurrierenden Bedürfnisse ist für die Entwicklung der Beziehungsfähigkeit des Kindes notwendig und unverzichtbar. Das Kind braucht nicht irgendwelche Grenzen, sondern muss die Grenzen anderer erkennen.

Die Fähigkeit, sich von Herausforderungen motivieren zu lassen

Für die zentrale Fähigkeit, sich selbst zu vertrauen und motiviert zu sein, werden die Bausteine im ersten Lebensjahr geliefert. Ob man als Erwachsener sagen kann: »Mein Tag heute war gut«, hängt unmittelbar mit der Einstellung des Sollwertes für Serotonin, unser Gelassenheitshormon, im ersten Lebensjahr zusammen. Kann ein Kind die entsprechenden Signale aussenden, die bewirken, dass es regelmäßig gewickelt, gestillt und in den Schlaf gewiegt wird, und hält es sich auch im Schlaf im Kreise seiner Familie auf und fühlt sich sicher, wird sein Vertrauen in eigene Signale und Fähigkeiten ausgebildet. Seine Äußerungen gehen nicht ins Leere, sondern es erfährt ausreichend gute Befriedigung seitens seiner Umgebung.

> Ein ausgeglichener beziehungsweise leicht erhöhter Serotoninspiegel soll Wohlbefinden und ein Gefühl der Gelassenheit bewirken, weshalb Serotonin populär als »Glückshormon« bezeichnet wird.

Die Fähigkeit, sich selbst zu achten und seinen eigenen Wert für die Gemeinschaft erkennen zu können

Die Bausteine dafür werden im zweiten und dritten Lebensjahr geliefert, und das seelische Haus der Selbstachtung wird ein Leben lang weiter gestaltet. In dieser Phase werden sowohl Sprache als auch die motorischen Leistungen ausgebildet. Entscheidend ist aber vor allem, wie das Kind ermutigt wird, Dinge zu tun, und wie sehr man sich über seine Fertigkeiten freut.

Es ist wichtig, dass Eltern sich über die ersten Schritte ihres Kindes freuen, ebenso über die Blasen- und Darmkontrolle, die ersten Sätze und die ersten Gedanken. Anerkennung ist ein Lebensmotor, und das dazugehörige System ist das Dopamin.

> Das Gehirn verfügt über ein sogenanntes Belohnungssystem, das wesentlich mithilfe des Botenstoffes Dopamin funktioniert. Belohnt wird auf diese Weise zum Beispiel, wer sich durch Lernstoff gekämpft und ihn verstanden hat. Dopamin scheint dabei die Ausschüttung von körpereigenen Opioiden zu stimulieren. Der Dopamin-Effekt lässt sich schon durch Kleinigkeiten fördern, wie etwa durch ein freundliches Wort oder ein nettes Lächeln.

Die Fähigkeit, den eigenen Sinn in der Gemeinschaft zu finden

Betrachten wir die Hauptaufgaben der existenziellen Funktionen, so finden wir die Angst, die für Sicherheit sorgt, den Hunger, der für Energie sorgt, und den Anreiz oder die Erotik von Zielen, die für die Fortpflanzung sorgen. Das Fundament dazu entsteht im vierten und fünften Lebensjahr, wenn Kinder die typischen Vater-Mutter-Kind-Spiele unternehmen. In diesem Alter wird auch intensiv beobachtet, wie sich Mama und Papa verhalten, und erkannt, dass das Verhältnis der Mutter zum Vater wohl ein anderes ist als etwa zum Nachbarn.

Wichtig für die Identifikation mit angestrebten Zielen ist, dass man seine eigene Meinung aus der eigenen Identität heraus fasst, dazu steht und sie nicht immer hinterfragt. Das ist wahrscheinlich die Phase, in der der Sollwert für Norepinephrin eingestellt wird.

> Norepinephrin oder auch Noradrenalin erregt, aktiviert, macht uns wach und reaktionsbereit, und wir sind dadurch aufmerksamer, motivierter und leistungsbereiter.

Riechen Sie bitte beide am Lesezeichen!

Lust oder Schmerz? So kann man den Körperzustand beeinflussen

Wir wissen jetzt, dass unsere inneren Bilder unsere Wahrnehmung beeinflussen. Es handelt sich also um keine bloße Abbildung der vorhandenen Wirklichkeit. Sie vollzieht sich vielmehr in einer Wechselwirkung mit eigenen Erinnerungen und den dazugehörigen individuellen Empfindungen. Und so reagiert unser Körper dann auch völlig unterschiedlich auf Reize. Ein Beispiel: Wenn Sie »Sssumsumsum« lesen, fällt Ihnen sicher das Summen einer Biene ein. Die elektrischen und chemischen Impulse, die das Lesen von »Sssumsumsum« auslöst, führen zu einem Körperzustand, der Lust oder Schmerz ausdrückt, und zwar abhängig von unserer inneren Erinnerungslandschaft: Wer erst kürzlich schmerzhaft gestochen wurde oder gar allergisch gegen Bienenstiche ist, wird wahrscheinlich beim Wahrnehmen dieses Geräuschs oder dem Gedanken daran ängstlich zusammenzucken. Wer hingegen Bienen nur als nützliche Insekten erlebt hat und gerne beobachtet, wenn sie von Blume zu Blume fliegen, wird sich darüber freuen.

Der jeweilige Körperzustand regt die entsprechenden Regionen im Gehirn an und wird an der passenden Stelle in der inneren Bilderlandschaft gespeichert. Dieser Vorgang löst entsprechende Gefühle und Gedanken im Bewusstsein aus. Alles andere im Wahrnehmungs- und Verarbeitungsprozess geschieht unbewusst. Unsere Gedanken und Gefühle sind mit dem Bildschirm eines Computers vergleichbar, der anzeigt, was auf der Festplatte (das Unbewusste) festgehalten wurde.

Den elektrischen und chemischen Prozessen unseres sechs- und dreijährigen Gedächtnisses ist es gleichgültig, ob wir nur das Summen gehört haben oder ob die Biene wirklich da war. Die beiden haben immer das Gefühl, die Situation hätte tatsächlich stattgefunden. Im Detail heißt das: Es ist der Aktivierung der Erinnerungslandschaft im Gehirn völlig gleichgültig, ob der Reiz real ist (die Biene fliegt wirklich an mir vorbei), ob der Reiz elektrisch über am Gehirn angebrachte Elektroden stimuliert wird (klinische Studien belegen, dass bei elektrischer Stimulation des »Hirnzentrums für Trauer« die Versuchsperson den Kopf hängen ließ, das Gesicht traurig wurde und

Tränen flossen. Im »Verstand« fanden sich Gedanken und Gefühle der Trauer ein. Die Versuchsperson fühlte sich dann tatsächlich lebensmüde), ob der Reiz chemisch stimuliert wird oder ob der Reiz durch bestimmte Gedanken provoziert wird, wie beim Durchführen des PDM-Trainings.

Herr über seinen Körper

Riechen Sie bitte beide am Lesezeichen!

Das heißt also, dass man den Dreijährigen stimulieren und damit seinen Körperzustand willentlich beeinflussen kann. Mit einem weiteren Beispiel soll das verdeutlicht werden: Stellen Sie sich einen schmerzhaften Zahnarztbesuch vor. Sie vereinbaren mit dem Arzt, erst dann eine Spritze verabreicht zu bekommen, wenn Sie Schmerz fühlen. Sobald Sie jedoch den Bohrer auf sich zukommen sehen, spüren Sie schon Stress, Unwohlsein, Angst. Die Gehirnareale reagieren so, als würde der Zahnarzt tatsächlich schon mit dem Bohrer bei einem Ihrer Zähne ansetzen. Die empfundene Angst ist real. Die Botenstoffe sind in Bewegung und melden das Signal *Schmerz*. Und so wird er auch empfunden. Er ist jedoch nur in unserem Gehirn entstanden. Das Gehirn hat diese Fähigkeit, um uns vor möglichen Gefahrenquellen zu schützen. Greifen wir etwa in die Nähe einer heißen Herdplatte, zuckt die Hand zurück, als würde sie den Schmerz der Verbrennung bereits fühlen.

Das bedeutet, dass man mit seinen gedanklichen Fähigkeiten jederzeit bewusst einen Körperzustand herbeiführen kann. Setzt man seine bewussten Fähigkeiten für lustvolle Körperzustände ein, fördert man aktiv seine Gesundheit. Denn während einer lustvollen chemischen Botenbewegung spürt der Körper vollkommene Gesundheit. Die aufbauenden Boten sind aktiviert, und der Körper regeneriert sich.

Hören wir mit dem Rauchen auf, fehlt dem Körper auf einmal das »Schmerzmittel«. Mit dem Einsatz von PDM-Trainingserlebnissen lassen sich alte Funktionen aktivieren, die im Körper eine Botenstoffausschüttung bewirken, die wiederum natürliche »Glücklichmacher« erzeugt. Diese gedankliche Fähigkeit brauchen wir dringend, wenn wir mit dem Rauchen aufhören.

Selbsterfahrung: Bilder verändern den Körperzustand

Riechen Sie bitte beide am Lesezeichen!

Anhand von drei Fotos kannst du jetzt selbst erleben, wie sich durch die bloße Betrachtung von Bildern erst deine Gesichtsmuskulatur, also dein Körperzustand, und danach deine Gefühle ändern.

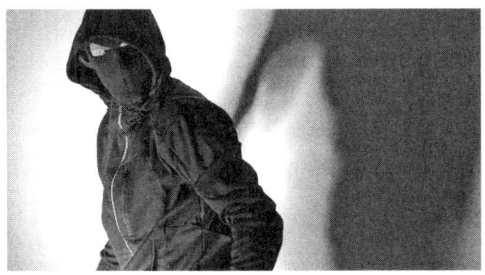

Dieses Bild verändert deinen Körperzustand – allerdings auf unangenehme Weise. Es entstehen Angstbilder in deinem Gehirn.

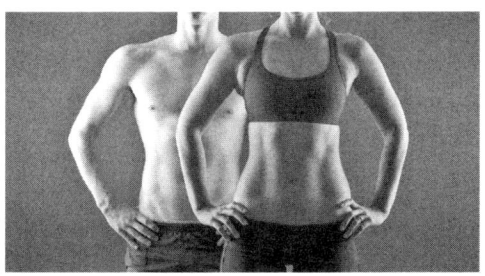

Du wirst beobachtet haben, wie sich dein Gesicht wiederum verändert hat. Bei der Betrachtung dieser Bilder entsteht ein Körperzustand der Lust. Das passiert unbewusst in dem Moment, wenn das Bild als Reiz auf dich trifft.

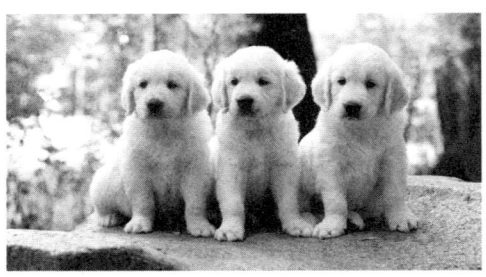

Der Anblick eines jungen Hundes, eines Katzenbabys oder eines Kindes aktiviert in uns Bilder, bei denen das Brutpflegehormon Oxytocin ausgeschüttet wird. Das löst in uns ein zärtliches Gefühl aus und zaubert uns ein Lächeln ins Gesicht. Wir sind entspannt und glücklich. Mit solchen Bildern trainieren wir Vernetzungen unserer »zärtlichen Bilder«.

Die positive Glücksspirale

Eines hat diese Übung deutlich gemacht: Den besseren Körperzustand erleben wir durch positive Bilder. Mit diesen setzen wir bestimmte chemische Abläufe im Gehirn in Gang und erzeugen somit positive Gefühle. Mit jedem positiven Gedanken wird der Umfang der inneren Leitbilder und auch jener der positiven Gefühle und Erlebnisse vergrößert und weiter ausgebaut. In einer Lebenslage, die in unserem Gehirn die negativen Leitbilder stark ausgeprägt hat, können wir mit Gedanken so lange positive Bilder erzeugen und die positiven Grundmuster erweitern, bis sich unser Lebensmittelpunkt wieder in den positiven Bereich verschiebt.

Die inneren Leitbilder werden laufend durch neue Erfahrungswerte abgeändert und ergänzt. Die innere Bilderwelt vergrößert mit angenehmen Gefühlen unsere »angenehme Landkarte«. Damit nehmen wir zukünftige Erfahrungen leichter positiv wahr. Und dadurch erweitern sich wiederum die positiven Leitbilder im Gehirn. Das ist die »glückliche Spirale«, die wir mit dem psychodynamischen Modelltraining willentlich in Gang setzen können.

Das beglückt entwickelte Gehirn bevorzugt glückliche Bilder, da diese dem Körper das Signal übermitteln, es sei alles in Ordnung. Und ist alles in Ordnung, funktionieren die Organe und der ganze Körper optimal. Das lässt uns gesund sein. Es ist daher nur vernünftig und heilsam, sich mit schönen Bildern und Gefühlen zu umgeben: bewusst und willentlich. Und dafür ist es nie zu spät. Man weiß heute, dass sich die Abbildungen im Gehirn permanent verändern können, unabhängig vom Alter des Menschen. Es ist also lebenslang möglich, im Gehirn neue Wege zu bauen. Die Nervenzellen verknüpfen sich ordnend und sortierend, und sie bilden – bis zum Tod – immer neue Muster und Wege.

Mit dem Einsatz von Gedanken kann man den Körper steuern. Wie stark das Einfluss auf die Gesundheit haben kann, zeigt eine große Untersuchung, die in London durchgeführt wurde. Dabei haben 6000 leitende Angestellte großer Firmen wie Shell, British Petroleum, Unilever, Hewlett Packard und Hong Kong Shanghai Bank Corporation eine Schulung zur Kohärenz des Herzrhythmus (der Herzschlag wurde dabei mittels einer Konzentrationsübung in Einklang gebracht) absolviert. Auch in den USA nahmen mehrere tausend Personen an ähnlichen Kursen des Instituts HeartMath teil, darunter Angestellte von Motorola und der Regierung des Bundesstaats Kalifornien. Wie Nachuntersuchungen zeigten, begegnete das Einüben der Kohärenz dem Stress auf drei Ebenen: der körperlichen, der emotionalen und der sozialen.

Nur kurz zu den Ergebnissen auf der körperlichen Ebene: Der Blutdruck war einen Monat nach dem Kurs auf Werte gesunken, als hätten die Teilnehmer zehn Kilogramm Körpergewicht abgenommen. Auch das hormonelle Gleichgewicht verbesserte sich erkennbar. Nachdem die Methode einen Monat lang – fünf Tage in der Woche je 30 Minuten – angewandt worden war, hatte sich der DHEA-Spiegel (kurz für Dehydroepiandrosteron, das sogenannte »Jugendhormon«) durchschnittlich um 100 Prozent erhöht. Bei den Teilnehmern war der Blutwert des bei Stress ausgeschütteten Cortisons um 23 Prozent gesunken. Körperliche Verspannungen gingen binnen sechs Wochen von 41 auf 15 Prozent zurück, in drei Monaten sogar auf 6 Prozent. Schlaflosigkeit sank von 43 auf 6 Prozent, und Rückenschmerzen nahmen von 30 auf 6 Prozent ab. Auch Sie können das mithilfe des PDM-Trainings erreichen!

Das Straßensystem im Gehirn

Will man mit dem Rauchen mithilfe von Dopadyn aufhören, muss das Gehirn umlernen. Es müssen sich neue Verbindungen zwischen den Nervenzellen bilden, die glückliche Hormone aktivieren, um die Lücke des vermeintlich entspannenden Nikotins zu schließen. Um das zu verstehen, ist es hilfreich, zu wissen, wie Lernen funktioniert.

So lernt das Gehirn

Entscheidend für jeden Lernprozess sind die Grundbausteine des Gehirns, die Nervenzellen oder Neuronen. Das Gehirn besteht aus 100 Milliarden Nervenzellen. Wichtig für die Funktion des Gehirns sind aber vor allem die Verbindungen zwischen den Nervenzellen – die Axone und Dendriten.

Neuronen sind darauf spezialisiert, Signale zu leiten und zu verarbeiten. Bestimmte Fortsätze, die Dendriten, übertragen Eingangssignale auf den Zellkörper. Der erzeugt daraufhin Ausgangssignale, die über ein oft weit verzweigtes »Kabel«, das sogenannte Axon, weitergeleitet werden. Am Ende der axonalen Verzweigungen stellt die Synapse den Kontakt zu anderen Neuronen her.

All das, was mit Lernen oder Gehirnentwicklung zu tun hat, beruht auf dem Wachstum beziehungsweise den Veränderungen dieser Verbindungen zwischen den Nervenzellen. So »startet« ein Neugeborenes mit 100 Milliarden Neuronen, die aber noch klein und wenig vernetzt sind. Dementsprechend beträgt das Gewicht seines Gehirns nur ein Viertel von dem eines Erwachsenen. In den ersten drei Lebensjahren nimmt die Zahl der Synapsen rasant zu. Verbunden mit diesem rasanten Wachstum von Synapsen ist eine rasche Gewichtszunahme des Gehirns. Das eines Erwachsenen wiegt etwa 1500 Gramm. Ein Kilo davon fällt auf die entstandenen Verästelungen.

> **Aufbau und Funktion einer Nervenzelle**
> Sie besteht aus einem Zellkörper, der für die Informationsverarbeitung zuständig ist. An diesem Zellkörper befinden sich zwei Arten von Fortsätzen: einerseits viele Dendriten, die für die Informationsaufnahme sorgen, und andererseits das Axon, das für die Informationsweiterleitung sorgt. Die Synapse

ist schließlich verantwortlich für die Informationsübertragung.

Immer, wenn nun die Summe der Eingangssignale einen bestimmten Schwellenwert überschreitet, sendet die Zelle ein Ausgangssignal. Je stärker die Erregung im Axon ist, desto mehr Moleküle einer Überträgersubstanz werden von der Synapse ausgeschüttet. Der Überträgerstoff (Neurotransmitter) wandert zur Zielzelle.

Riechen Sie bitte beide am Lesezeichen!

Die Netzwerke der Erinnerung
Sind miteinander verbundene Zellen gemeinsam aktiv, verstärken sich die Synapsen. So aktiviert das Lernen immer wieder eine Anzahl miteinander verknüpfter Zellen. Deren Verbindung verstärkt sich nach und nach, *neuronale Netzwerke* entstehen.

Je öfter sich der synaptische Lernprozess wiederholt, desto leichter lässt sich dieses Netzwerk aktivieren. Und dieses Lernen hinterlässt im menschlichen Gehirn messbare Spuren. Ebenso wie wiederholtes Verhalten oder Denken. Ein einmalig gemachter Gedanke gleicht einer Spur am Strand. Schon eine kleine Welle kann sie wegspülen. Wenn wir den Gedanken öfter haben oder ein Verhalten wiederholen, lässt sich das mit einem bereits ausgetretenen Pfad vergleichen – er kann zwar wieder zuwachsen, doch behauptet er sich mehr als eine Spur im Sand. Pflegt man immer wieder die gleichen Gedanken und zeigt immer wieder die gleichen Verhaltensweisen, dann werden sich die Nervenzellen regelrecht zu einer breiten Autobahn entwickeln, die erbarmungslos ihre Spur durch die Landschaft des Bewusstseins schneidet. Nebenstraßen gibt es da keine.

Die Daten-Autobahn der Raucher
Kein anderes Suchtgift zwingt einen dazu, sich derart oft damit zu beschäftigen, wie das Rauchen. Zieht man ungefähr 20-mal an einer Zigarette und raucht 20 Zigaretten am Tag, dann zieht man also 146 000-mal im Jahr an einer Zigarette. Es gibt nichts im Leben, womit man so oft hantiert.

Das liegt vor allem daran, dass Nikotin den Körper rasch wieder verlässt, sobald eine Zigarette ausgedämpft wurde. Bei Kindern etwa nach zwei Stunden und bei »geübten« Rauchern spätestens nach einer halben Stunde, dann braucht der Körper wieder Nikotin. Nach 45 Minuten ist der Nikotinspiegel auf ein Viertel gesunken. Das Verlangen nach einer Zigarette ist daher permanent. Es gibt keine Tätigkeit im wachen Leben eines Rauchers, die im Gehirn nicht mit dem Ziehen an einer Zigarette verbunden wäre. Die Nervenzellen, die im Gehirn für das Rauchen einer Zigarette zuständig sind, regeln auch alle anderen Tätigkeiten unseres wachen Seins. So kann man sich vorstellen, wie breit diese Autobahn im Gehirn bereits geworden ist.

Diese Verbindungen im Gehirn zeigen sich sogar substanziell. Jeder Gedanke verändert das Gehirn auch materiell. Bei einem aufgeschnittenen Gehirn kann man erkennen, ob ein Mensch vielfältig dachte und handelte oder ob er immer das Gleiche tat. Wird das Gehirn von einer derartigen Autobahn durchschnitten, sind die vielbenutzten Verbindungen zwischen den Nervenzellen besonders leitfähig. Was gut funktioniert, wird gerne benutzt. Deshalb will das Gehirn immer wieder auf diese Autobahn umlenken, schließlich ist bislang das Leben auf diese Weise gemeistert worden.

Der Bau neuer Straßen
Hören wir mit dem Rauchen auf, nehmen wir uns ein betrügerisches chemisches Belohnungssystem weg. Mit dem sinnlichen Durchleben von psychodynamischen Trainingserlebnissen aktivieren wir ein natürliches Belohnungssystem im Gehirn. So können sich neue Verbindungen zwischen den Nervenzellen bilden,

die »glückliche« Hormone aktivieren. Wir beschließen, die übliche Autobahn zu verlassen, und bauen uns mit den Trainingserlebnissen des psychodynamischen Modelltrainings neue, interessante Wege im Gehirn, die uns Freude bereiten und uns zu einem glücklichen und gesunden Leben führen.

Die Macht der Hormone

Als man dem englischen Wissenschaftler Francis Crick und seinen Kollegen 1962 den Nobelpreis für die Entschlüsselung des DNA-Codes verlieh, verblüffte er die medizinische Fachwelt mit folgender Feststellung: »Sie, Ihre Freude und Ihr Leid, Ihre Erinnerungen, Ihr Ehrgeiz, Ihr Identitätsgefühl, Ihr freier Wille und Ihre Liebe sind nichts anderes als das Mit- und Gegeneinander einer riesigen Ansammlung von Nervenzellen. Die chemische Substanz, die hauptsächlich für die erhabenen Gefühle des Verliebtseins verantwortlich ist, heißt PEA (Phenylethylamin, Anm.), ein Stoff, der mit den Amphetaminen verwandt ist und auch in Schokolade vorkommt. PEA ist eine der chemischen Substanzen, die Ihre Herzfrequenz hochschrauben, Ihre Hände feucht werden lassen, Ihre Pupillen weiten und Ihnen Schmetterlinge in den Bauch setzen. Auch Adrenalin wird freigesetzt, was Ihr Herz zum Rasen bringt, Sie wachrüttelt und Ihnen zu euphorischen Gefühlen verhilft. Gleichzeitig werden Endorphine produziert, die Ihr Immunsystem aufpeppen und Ihre Erkältung vertreiben. Wenn Sie einen Kuss ausgetauscht haben, erstellt Ihr Gehirn eine flotte chemische Analyse der Speichelflüssigkeit des anderen und zieht Schlüsse bezüglich der genetischen Kompatibilität beziehungsweise der Inkompatibilität. Das weibliche Gehirn zieht außerdem Schlüsse, in welchem Zustand sich das Immunsystem des Mannes befindet.«

Auch wenn die chemische Analyse dem Unbewussten sagt, dass der potenzielle Geschlechtspartner gut passt, so werden die Sexualhormone (Vasopressin, Testosteron, Östrogen) erst dann aktiv, wenn der mögliche Sexualpartner auch nach den Erfahrungen, die im Laufe des Lebens gemacht wurden, als positiv erlebt wird.

Weiters sind auch die inneren Bilder, die während der Evolution im Gehirn des Menschen gespeichert wurden, ausschlaggebend. So finden kleine Frauen oft große Männer sexuell anziehend, große Frauen kleine Männer. Damit ist die Optimalgröße des Menschen, die sich im Laufe der Entwicklung bewährt hat und die wir in unserem Gehirn als Bild gespeichert haben, durch die sexuelle Anziehung gesichert.

Diese Beispiele machen klar, welche Macht innere Bilder und hormonelle Prozesse auf den Willen des Menschen haben. Auch ich kann eine ganz persönliche Geschichte dazu beisteuern, wie sehr hormonelle Prozesse unser Tun beschreiben.

Vor dem Osterurlaub holten meine Kinder einen jungen Hund aus dem Tierheim. Wir verbrachten die Ferien in unserem Wochenendhaus. Ich suchte dort mein lange zuvor beiseitegelegtes Strickzeug, fand es schließlich und strickte mit Eifer und Freude an einem Pullover. Woher plötzlich diese Lust am Stricken?

Mit dem Titel *Faule und schlimme Kinder gibt es nicht. Mögliche Störungen der Konzentration* hatte ich 1992 einen Videofilm gedreht. Darin waren Kinder aus dem Verwandten- und Freundeskreis zu sehen, fast alle trugen von mir gestrickte Pullover. Damals waren meine eigenen Kinder vier und sechs Jahre alt. Ich erinnere mich, dass ich das Strickzeug einige Jahre später weglegte, offensichtlich zu einem Zeitpunkt, in dem meine Brutpflegeaktivitäten und damit Brutpflegehormone aufgrund des damals schon höheren Alters meiner Kinder versiegte. Durch das Ende meiner instinktiven Brutpflege verlor ich auch die Lust aufs Stricken.

Doch der kleine Hund schaffte es offensichtlich, dass mein Hirn wieder Bilder von damals aktivierte und Brutpflegehormone ausschüttete, die mich wieder zum Stricken brachten. Der Hund wurde rasch groß. Meine Lust zu stricken hörte wieder auf, und ich vollendete den kleinen Pullover leider nicht. Aber ich konnte erkennen, welche Auswirkungen die Aktivierung gespeicherter Bilder auf die Aktivierung von Hormonen haben.

Ein Streifzug durch die Welt der Hormone

Die Hormone – neben den Genen – zählen zu den wichtigsten Stoffen, die unser Leben steuern. Ohne sie könnten wir nicht überleben. Von Kopf bis Fuß, in jedem Augenblick unseres Lebens, sind sie es, die den Zellen und Geweben des Körpers lebenswichtige Signale und Arbeitsanweisungen geben. Hormone sind bedeutende chemische Botenstoffe im menschlichen Organismus. Ihre Menge und Zusammensetzung entscheidet darüber, wie gut es Seele und Körper geht. Sie steuern unsere Libido, regulieren den Stoffwechsel von Knochen, Muskeln und Geweben, mobilisieren die Abwehrkräfte bei Belastungen wie emotionalem Stress, Durst, Hunger, Hitze, Kälte, Verletzungen und Infektionen. Sie sorgen für die optimale Verwertung von Nährstoffen und für die Aufrechterhaltung aller Körperfunktionen und Zellen. Darüber hinaus regulieren sie Wasser- und Nährstoffgleichgewicht.

Wenn wir Zigaretten rauchen, gelangt das Nikotin innerhalb weniger Sekunden ins Gehirn und verursacht dort eine Ausschüttung von Glückshormonen. Bevor wir näher auf diese Glückshormone – Dopamin, Noradrenalin, Serotonin, Oxytocin, Endorphin und Phenethylamin – eingehen, gebe ich noch einen kurzen Überblick der wichtigsten Hormone, die die körperlichen und psychischen Abläufe des Menschen bestimmen.

Was unseren Körper steuert

Cortisol

Das Hormon Cortisol wird im Körper vermehrt während Aufregung und Stress ausgeschüttet. Ein zu niedriger Spiegel kann das adäquate Reagieren in Gefahrensituationen dramatisch verschlechtern. Ein zu hoher Cortisolspiegel führt zu chronisch hohem Blutzuckerspiegel, Übergewicht und Infektanfälligkeit.

Melatonin

Dieses Hormon ist für die Koordinierung der Biorhythmen des Körpers zuständig und entfaltet seine Wirkung als Zeitgeber im Tagesrhythmus. In der Nacht steigt die Melatoninkonzentration um das Zehnfache an, was wiederum zu einer Ausschüttung des Wachstumshormons und Stimulation des Immunsystems führt. Neben einer Beeinträchtigung des Immunsystems ruft ein zu hoher oder zu niedriger Melatoninspiegel Schlafstörungen hervor. Chronische Störungen des Melatoninrhythmus führen außerdem zu einer Gewichtszunahme.

Insulin
Insulin ist ein wichtiges Hormon zur Regulierung unserer Verdauung, unseres Sättigungsgefühls und des Blutzuckerspiegels. Das Leptin reguliert unter anderem das Hungergefühl und dient als Indikator für Fettreserven im Körper. Durch eine Leptinmessung lassen sich auch diese Fettdepots aufspüren.

Schilddrüsenhormone
Die Schilddrüsenhormone dienen der Aufrechterhaltung einer ausgeglichenen Energiebilanz des Organismus und haben großen Einfluss auf viele andere hormonproduzierende Organe. Symptome einer Schilddrüsenüberfunktion können Herzrasen, Bluthochdruck, Unruhe, Gewichtsabnahme, vermehrtes Schwitzen, Durchfall, Haarausfall, Reizbarkeit, depressive Verstimmungen und Schlaflosigkeit sein. Mögliche Symptome einer Schilddrüsen-

unterfunktion sind Leistungsminderung, Schwäche, Antriebsmangel, schlaffe Haut, geschwollene Lider, Müdigkeit, leichtes Frieren, kalte Extremitäten, Depressionen, chronische Verstopfung, Gewichtszunahme und Appetitlosigkeit.

Sexualhormone
Als Sexualhormone werden Hormone bezeichnet, die Anteil an der Ausprägung der Geschlechtsmerkmale und Steuerung der Sexualfunktionen haben. Zu den bekanntesten Sexualhormonen zählen die weiblichen Gestagene und Östrogene und die männlichen Androgene, deren wichtigster Vertreter Testosteron ist.

Die Glücklichmacher

Wie glücklich oder unglücklich wir sind, geht mit diesen sechs Botenstoffen sehr eng Hand in Hand. Vor allem der alles entscheidende Botenstoff zum Aufbau unserer Glücksgefühle, Dopamin, spielt – in Verbindung mit Noradrenalin – dabei die Hauptrolle. Aber auch Serotonin und die Endorphine sind an unserem Glücksempfinden und Wohlbefinden zentral beteiligt.

Oxytocin, unser Vertrauenshormon
Das Brutpflege- oder auch Bindungshormon begleitet uns schon als Neugeborene. Oxytocin

aktiviert bei Müttern körperliche Belohnungsschaltkreise und hält so die Bereitschaft wach, schlaflose Nächte in den ersten Monaten durchzustehen. Dieses Hormon wird von der Hypophyse ausgeschüttet und ist sowohl für sexuelle Erregung als auch für Treue und Bindung verantwortlich. Auch Männer produzieren es, allerdings werden bei ihnen nie die Konzentrationen junger Mütter erreicht. Unter den Wehen führt Oxytocin unter anderem zur Weitung des Geburtskanals, beim Stillen führt es zu rauschhafter Seligkeit. Oxytocin sorgt auch für die Vernetzungen unserer »zärtlichen Bilder«. So wird beispielsweise beim Anblick eines jungen Hundes, eines Stofftiers oder eines Kindes dieses Hormon ausgeschüttet und löst zärtliche Gefühle aus (siehe dazu auch den Abschnitt über innere Bilder ab Seite 52).

Serotonin, unser Gelassenheitshormon
Das Glückshormon Serotonin hat vielfältige Wirkungen auf unser Gefühlsleben. Dieser Botenstoff stellt Wohlbefinden her und unterdrückt Schmerzen. Serotonin hat außerdem die Aufgabe, das Stresssystem des Körpers zu reduzieren und notfalls abzuschalten. Der Mensch hat etwa 10 Milligramm Serotonin im Körper verteilt. Diese Menge braucht er, damit

es ihm gutgeht. Wenn der Serotoninspiegel sinkt, kippt die Stimmungslage. Antriebslosigkeit, Schlafstörungen, Ängste oder Depressionen sind die Folge. Auch auf den Appetit und das Schmerzempfinden hat Serotonin Einfluss.

Dopamin, unser Anerkennungshormon
Dopamin ist eine Vorstufe von Adrenalin und Noradrenalin. Körperlich ist es an der Regulierung der Durchblutung der Bauchorgane, vor allem der Niere beteiligt. Einen maßgeblichen Einfluss hat es auf die Emotionen und wirkt vor allem im körpereigenen Belohnungssystem. Dopamin steigert die Wahrnehmungsfähigkeit und ist für das Empfinden von Glück, Freude und Zuversicht verantwortlich.

Adrenalin und Noradrenalin, unsere Anreizhormone
Die Adrenalin- und Noradrenalinfreisetzung bringt den Menschen in Alarmbereitschaft und ist Teil des sogenannten *fight/flight/fright*-Urinstinkts (angreifen / flüchten / fürchten): Alle Körperfunktionen, die zum Kämpfen oder Flüchten notwendig sind, wie Atmung, Blutdruck und Puls, werden aktiviert. Durch die Ausschüttung dieser Hormone kommt es zu einer gerichteten Aufmerksamkeit und einem gesteigerten Selbstbewusstsein. Noradrenalin

ermöglicht außerdem eine schnelle geistige Reaktionsfähigkeit, fördert die Konzentration und wirkt sich zudem mindernd auf das Stressempfinden aus. Sind diese beiden Botenstoffe nicht in ausreichender Menge vorhanden, wird der Körper von Stresshormonen regelrecht überflutet. Unwohlsein, Angst und Aufregung sind die Folge.

Endorphine, unsere Narkosemittel
Endorphine lassen einen in extremen Belastungssituationen Schmerzen und Angst kaum spüren, während sie gleichzeitig die Wahrnehmung schärfen. Sie bewirken auch die Ausschüttung von Dopamin. Als natürliches Anti-Stress-Mittel stärken sie außerdem die Abwehrkräfte und sorgen in Grenzsituationen für eine Gelassenheit, die sich zu benebelter Heiterkeit steigern kann. Endorphin ist ein chemisches Beruhigungsmittel. Es veranlasst uns, bei Schmerz und Angst geradezu in einen »Narkosetaumel« zu fallen. Diesen »Kick« erleben Menschen bei Bungee-Jumping oder Fallschirmspringen. Im freien Fall ist der Körper überzeugt, dass der Tod bald eintritt. Wegen der Endorphinausschüttung stößt man oft erst einen gellenden Schrei aus, das Gehirn aktiviert einen Betäubungshormoncocktail, der blitzartig eine narkotisierende Euphorie provoziert.

Der chemische Glücklichmacher Nikotin

All diese Glücklichmacher-Hormone sind genauso Neurotransmitter. Das sind Botenstoffe, die durch das Andocken an verschiedenen Rezeptoren unterschiedliche Wirkungen hervorrufen. Sie können auch als eine Art Schlüssel für ein vorhandenes Schloss gesehen werden. Passt ein solcher Schlüssel, öffnet sich das Tor, und es kommt zu einer körperlichen oder emotionalen Reaktion.

Nikotin hat nun die Fähigkeit, ebenfalls an Rezeptoren anzukoppeln. Es ist dem Botenstoff Acetylcholin so ähnlich, dass es an dessen Rezeptoren andockt und dadurch das Acetylcholin verdrängt – die Rezeptoren werden nun durch das Nikotin stimuliert. Die Folge: Botenstoffe wie Serotonin, Dopamin, Noradrenalin und Endorphine werden freigesetzt. Da Nikotin allerdings ein Gift ist, löst es in uns den vorne beschriebenen Narkosetaumel aus – mehr dazu im nächsten Kapitel.

Nikotin wirkt wie Endorphin und irritiert bei Abhängigkeit die körpereigenen Beruhigungsmittel. Es verriegelt gleichsam die Türen zu Wohlsein, Unwohlsein und Schmerz und löst einen Belohnungsmechanismus aus. Dadurch werden Raucherinnen und Raucher benebelt. Solange man raucht, kommt es quasi zu einem Dauerschockzustand im Gehirn. Nikotin blockiert auch die Dopamin- und Noradrenalinpumpe und verhindert, dass die beiden Botenstoffe wieder an ihren Speicherplatz zurückkehren. Die adäquate Endorphinproduktion ist ausgefallen, und das Ersatzprodukt Nikotin muss nun immer zur Verfügung stehen. Die irritierten Endorphine kommen dadurch aus der Übung. Nach dem Rauchstopp brauchen sie bis zu drei Tage, um wieder gesund zu funktionieren.

Die Motivationsachsen des Gehirns
Im Gehirn befindet sich ein Motivationszentrum, das man sich aus drei Motivationsachsen bestehend vorstellen kann: die Dopamin-Achse, die Oyxtocin-Achse und die die Opioid-Achse.

Wir können diese Achsen künstlich aktivieren. So reagiert die Dopamin-Achse beispielsweise auf Nikotin, Kokain, Computerspiele oder Arbeitssucht. Die Opioid-Achse können wir mit Alkohol, Opium, Heroin und Cannabis aktivieren, auch Magersucht oder Selbstverletzung aktivieren die Opioid-Achse. Die Oxytocin-Achse reagiert hingegen auf Beziehungs- oder Sexsucht.

Es gibt aber auch andere Möglichkeiten, die Achsen zu aktivieren. So wird die Dopamin-Achse aktiviert, wenn wir Anerkennung bekommen oder in Aussicht haben; die Opioid-Achse, wenn wir Trost erleben können: Das Gefühl von »Es wird alles wieder gut« führt zur Ausschüttung körpereigener Beruhigungs- und Schmerzmittel. Die Oxytocin-Achse aktivieren wir, wenn wir Vertrauen zu anderen Personen erleben oder Zärtlichkeit spüren.

Vielleicht ist dieses Prinzip auch durch den Vergleich mit einem Auto besser verstehbar: Um mit einem Auto fahren zu können, braucht man notwendigerweise zuerst einen Zündschlüssel. Die Zündschlüssel sind also:
– Anerkennung: Dopamin
– Vertrauen: Oxytocin
– Trost: Opioid

Wenn mit einem der drei erwarteten Gefühle (Zündschlüssel) gestartet wird, läuft der Motor, und wir können genüsslich durch die Landschaft fahren. Suchtgifte und -tätigkeiten hingegen sind Zündschlüssel für einen Fahrsimulator. Man glaubt nur, in einem Auto zu sitzen und zu fahren. In Wirklichkeit aber ist es gar kein Auto, das da fährt. Es zieht nur eine Landschaft als Attrappe vorbei und verschafft uns lediglich den Eindruck, als würden wir fahren. Die schreckliche Begleiterscheinung eines derart simulierten Lebens ist aber, dass wir durch die vorbeiziehende Leinwand so sehr abgelenkt sind, dass wir das natürliche Leben nicht mehr wahrnehmen.

Das Verständnis über das Zusammenspiel innerer Bilder und der Wirkung von Hormonen ist für Raucherinnen und Raucher wichtig. Schließlich wirkt Nikotin im Körper wie ein Hormon. Wir nehmen die hormonellen Prozesse nie mit dem Verstand wahr. Mit dem Verstand aber können wir hormonelle Prozesse auslösen und damit unser Unbewusstes steuern. Wir können die Bewertung der einzelnen inneren Leitbilder verändern. Genau das tun wir mit den bewusst und willentlich eingesetzten PDM-Trainingserlebnissen. Damit entstehen wieder neue Erlebniswelten, die man als Heilung bezeichnen kann.

Riechen Sie bitte beide am Lesezeichen!

Wenn Ihre rauchende Lieblingsperson die PDM-Trainingserlebnisse durchführt, ist sie frei – und zwar lebenslang!

Nikotin — so gefährlich ist das Nervengift

Rauchen wird liebevoll als Genuss oder maximal als Laster bezeichnet. Vielen Menschen scheint bei diesen relativ harmlosen Bezeichnungen gar nicht klar zu sein, dass Nikotin in Wahrheit eines der schwersten Suchtgifte weltweit ist. In geringeren Dosen wirkt es aktivierend, in höheren ist es dämpfend und löst den Muskeltonus; bei Überdosierung kann das Gift eine lähmende Wirkung auf das zentrale Nervensystem ausüben. Wie stark das Nervengift Nikotin tatsächlich ist, zeigt sich daran, dass bereits die Aufnahme von 60 Milligramm reinem Nikotin für erwachsene Menschen tödlich ist. Beim Rauchen wird diese Menge nicht erreicht, weil Nikotin im Körper sehr schnell abgebaut wird. Verschluckt aber beispielsweise ein Kleinkind eine Zigarette, kann das tödlich enden.

Nikotin ist vor allem für die Suchterzeugung verantwortlich. Lange Zeit war man der Meinung, dass es bei der »richtigen« Dosierung keine gesundheitsschädlichen Wirkungen aufweist. Mittlerweile wissen wir jedoch, dass das Suchtgift Gefäßverengungen verursacht, die Herz- und Kreislaufschäden zur Folge haben, und schon eine Zigarette über mehrere Stunden Entzündungsreaktionen im Körper auslöst. Viele andere Inhaltsstoffe von Tabakwaren, die Raucher bei jedem Zug zwangsweise mitinhalieren, machen dagegen nicht nur süchtig, sondern sind auch hochgiftig und krebserregend. Zu diesen Substanzen gehören Stickoxide, Schwefeldioxid, Kohlenmonoxid, Kohlendioxid, polyzyklische aromatische Kohlenwasserstoffe, Benzol, Phenole, Formaldehyd, Ammoniak, Nitrosamine, Acrolein sowie Spurenelemente wie Nickel und Cadmium. Sie sind für viele langfristige Gesundheitsschädigungen verantwortlich.

Wie Nikotin wirkt

Beim Rauchen werden ungefähr 30 Prozent des in der Zigarette enthaltenen Nikotins freigesetzt. Davon werden bis zu 95 Prozent bei intensivem Inhalieren resorbiert, also über die Atemwege aufgenommen. 25 Prozent des inhalierten Nikotins erreichen – an kleine Teerteilchen gebunden – über Lunge und Blutbahn innerhalb von Sekunden das Gehirn. Das Nikotin dockt an Rezeptoren an, die tatsächlich für den Botenstoff Acetylcholin vorgesehen sind, der als Überträgersubstanz die Nervenimpulse an die Nervenschaltstellen der verschiedenen Organe weiterleitet. Durch das Andocken des Nikotins an die Rezeptoren wird das Acetylcholin verdrängt – die Rezeptoren werden nun durch das Nikotin stimuliert. Die Folge: Weitere Botenstoffe wie Dopamin, Noradrenalin und Endorphine werden freigesetzt.

Über die Wirkung der Hormone und Botenstoffe haben wir schon im Kapitel »Hormone« gesprochen. Durch die Freisetzung von Dopamin, Noradrenalin und Endorphinen werden verschiedene physiologische Prozesse ausgelöst: Das Herz schlägt schneller, der Blutdruck steigt, und der Hautwiderstand nimmt ab. Da die Hauttemperatur ebenfalls sinkt, friert man als Raucher schneller. Das Gift führt zu einer Art Schockzustand, dabei werden Appetit, Stress, Angst, Unsicherheit, Nervosität und Müdigkeit unterdrückt. Diese Effekte setzen sehr schnell ein, halten allerdings nur so lange an, bis die Zigarette ausgedrückt wird. Dann verlässt das Nikotin sofort wieder den Körper – Angst, Unsicherheit und Nervosität treten wieder auf, weil das Gehirn nicht mehr ohne Schmerzmittel leben kann. Das natürliche Schmerzmittel Endorphin ist wegen des Nikotins »ausgeschaltet« und braucht bis zu drei Tage, um wieder zu funktionieren.

Durch den Konsum von Nikotin wird in einer Gehirnregion, im mesolimbischen System, auch Dopamin freigesetzt. Dopamin treibt uns im Schockzustand an, uns Hilfe zu suchen. Hören wir mit dem Rauchen auf, bleibt ein verstellter Wert für Dopamin zurück und verursacht somit Entzugserscheinungen. Die PDM-Trainingserlebnisse aktivieren mit glückverheißenden Bildern die Dopamin-Achse auf natürliche Weise. Es dauert ein wenig, bis das Rad wieder läuft, aber sobald es reibungsfrei in Gang gesetzt ist, haben Entzugserscheinungen keine Chance!

Nikotin killt die Gesundheit

Lange Zeit war man der Meinung, dass die rund 3000 verschiedenen schädlichen Substanzen, die in einer Zigarette enthalten sind, für die gesundheitsschädigenden Auswirkungen verantwortlich sind, während Nikotin »nur« süchtig macht. Das stimmt so jedoch nicht, denn auch Nikotin fügt der Gesundheit hohen Schaden zu.

Das Suchtgift verhindert die natürliche Ausschüttung der Endorphine und verursacht Gefäßverengungen, die Herz- und Kreislaufschäden zur Folge haben. Das Risiko, einen

Herzinfarkt oder Schlaganfall zu bekommen, wird durch Nikotin stark erhöht. Infolge der mangelhaften Durchblutung des Körpers kann auch die Sehkraft nachlassen. Noch dazu regt Nikotin den Stoffwechsel an und führt zu einem höheren Fettsäure- und Cholesterinspiegel im Blut und damit zu einer Verkalkung und Verstopfung der Gefäße (Arteriosklerose). Die Folgen sind bekannt: chronische Durchblutungsstörungen in Armen und Beinen bis hin zu Gefäßverschluss.

Nikotin wirkt nicht nur innerlich auf Körper und Geist, sondern hat auch negative Auswirkungen auf unser Äußeres: Raucher haben oft eine aschfahle Hautfarbe, Ringe unter den Augen, gelbe Finger und Zähne. Rauchen beschleunigt außerdem die Entwicklung von Falten und verstärkt generell den Alterungsprozess der Haut.

Wichtig für Frauen, die regelmäßig die Antibabypille nehmen: In Verbindung mit Zigarettenrauchen kann die Pilleneinnahme als lebensgefährlich bezeichnet werden. Sie begünstigt die Bildung von Blutgerinnseln bzw. von Verschlüssen durch Blutgerinnsel in den Hirn-, Lungen- und Herzkranzgefäßen.

Der Süchtigmacher
Nikotin ist eine der am stärksten süchtig machenden Substanzen. Zum Vergleich: 98 von 100 Menschen, die mit einem der stärksten Suchtgifte – Heroin – in Kontakt kommen, werden abhängig. Geschätzte 40 von 100 werden von Alkohol abhängig, wenn sie regelmäßig trinken. Immer mehr Ernährungswissenschaftler halten auch Zucker für ein starkes Suchtgift. Ähnliches gilt für das Nervengift Koffein. Von 100 Menschen, die mit dem Rauchen beginnen, werden 80 abhängig. Nur 20 schaffen es, in unregelmäßigen Abständen einige Zigaretten zu rauchen, ohne dabei den Effekt zu erleben, den die süchtige Raucherin oder der süchtige Raucher erfährt. Ob eine Substanz süchtig macht oder nicht, hängt von den Rezeptoren ab, die man im Gehirn ausgebildet hat. Je mehr Nikotin ins Gehirn gelangt, desto sensibler werden auch die Acetylcholinrezeptoren. Gleichzeitig nimmt ihre Menge zu. Fehlt das Nikotin dann, kommt es anfangs zu körperlichen Entzugssymptomen wie Unruhe, Reizbarkeit und Konzentrationsstörungen.

Sobald dem Körper kein Nikotin mehr zugeführt wird, kommt es zum Abfall des Dopamin- und Noradrenalinspiegels im Gehirn. Beim Absinken des Nikotinspiegels ruft das

Betäubungssystem im Gehirn nach dem Schmerzmittel Nikotin. Das Gehirn kann kaum noch ein normales Wohlbefinden ohne Nikotin herstellen. Auch die Konzentrationsfähigkeit sinkt mit dem Entzug. Beim Rauchen wird die Droge wieder zugeführt, der Nikotinentzug wird gelindert. Raucher erleben das Beenden der Entzugserscheinungen als entspannende Wirkung.

> **Riechen Sie bitte beide am Lesezeichen!**

Rauchen – Schockzustand im Gehirn
Nikotin wirkt im Gehirn wie Endorphin und irritiert bei Abhängigkeit die körpereigenen Beruhigungsmittel. Es verriegelt gleichsam die Türen zu Wohlsein, Unwohlsein und Schmerz und löst einen Belohnungsmechanismus aus. Dadurch werden Raucherinnen und Raucher narkotisiert. Sie haben ständig einen künstlichen Scheinwerfer für alles Angenehme und Schöne eingeschaltet. Solange man raucht, kommt es zu einem Dauerschockzustand im Gehirn. Das Nikotin blockiert auch die Dopamin- und Noradrenalinpumpe und verhindert, dass Dopamin und Noradrenalin wieder an ihren Speicherplatz zurückkehren.

Das Ersatzprodukt Nikotin muss von nun an immer zur Verfügung stehen. Die irritierten

Endorphine sind gleichsam aus der Übung gekommen und brauchen bis zu drei Tage, um wieder gesund zu funktionieren. Während dieser Zeit des Nichtrauchens ist das Gehirn sehr nervös, weil es bei Unwohlsein ohne Beruhigsmittel dasteht.

Nikotin ist ein Gift, das nach dem Ausdämpfen einer Zigarette sofort den Körper verlässt. Nach einer Stunde ist der Nikotinspiegel im Blut stark gesunken. Das Gehirn wird nervös, verlangt dringend nach »Stoff«.

Die irritierten Endorphine machen den Entzug für einen Junkie zur Höllenqual. Bis das Gehirn die normale Endorphinproduktion wieder aufnimmt, schmerzt jede kleinste Körperbewegung. Durch die andauernde Zufuhr des Suchtgifts sind die Endorphine aus der Übung gekommen und haben sich zurückgezogen.

Dämpft ein Raucher seine Zigarette einfach so zum letzten Mal aus, ist er auch gegen Schmerzen schlechter geschützt. Er fühlt sich unwohl und leer. Um sich wieder gut zu fühlen, greift er bald zur nächsten Zigarette, entzündet den Kurzschluss im Gehirn und aktiviert den chemischen Glückscocktail. Aber die langsam keimende Eigenproduktion der Endorphine ist sofort vernichtet. Wieder dauert es bis zu drei Tage, bis die müden und geschlagenen Endorphine sich erneut aufraffen, um den Körper zu schützen. Die Vergiftung nimmt ihren Lauf. Nikotin ist ein mangelhafter Ersatz für die gesunde Endorphinausschüttung. Der Körper braucht immer mehr Nikotin, um die Quasi-Wohlfühlwirkung der Endorphine zu erzielen.

Beim Rauchen der ersten Zigarette zeigt der Körper noch, dass er dabei vergiftet wird und dass es sich um Gift handelt. Er kann sich gewöhnlich mit Husten, Erbrechen oder Durchfall von Giften befreien. Der Geschmack der ersten Zigarette ist schlecht, der Rauch brennt im Hals, die Lunge versucht sich mit Husten vom Gift zu befreien. Das Nikotin gelangt als Bote verkleidet innerhalb von sieben Sekunden ins Gehirn. Dort beginnt es, das körpereigene Beruhigungsmittel Endorphin zu irritieren, verschließt die Tür zur Körperwahrnehmung und mixt den Dopamin-Glückscocktail – wir schweben im »Entspannungstaumel«. Die erste Zigarette schmeckt schlecht. Bald aber sind wir abhängig, spüren nichts mehr, die Zigaretten beginnen zu schmecken. Ein Teufelskreis beginnt.

Reiz durch Aufnahme von Nikotin → das Körpergefühl wird ausgeschaltet → Dopamin aktiviert Bilder des Wohlbefindens und verursacht einen Glückszustand direkt im

Verstand → führt zum Glücksgefühl trotz Schmerzen im Körper → Nikotin verlässt den Körper → der Entzug wird aktiviert → mit der Zufuhr von Nikotin entsteht ein neuer Reiz.

Riechen Sie bitte beide am Lesezeichen!

MERKE: Die tatsächliche Wahrnehmung des Körpers und die Aktivierung der passenden inneren Bilder sind ausgeschaltet, solange man raucht. Der Körper wird, vom Verstand unbemerkt, zerstört.

Lesen Sie bitte gemeinsam das PDM-Trainingserlebnis »Selbstwirksamkeit« auf Seite 163.

Der Schutzmechanismus im Gehirn
Der menschliche Körper reagiert auf Gifte und auf Schmerz mit einem Schutzmechanismus, der lebenserhaltend wirkt. Kommt er mit giftigen Substanzen in Kontakt, wehrt er sich mit Husten und Erbrechen, um sich vom Gift zu befreien. Rauch aktiviert gewöhnlich elektrische und chemische Reaktionen der Unlust. Es ist aber möglich, dass Raucher bereits vor ihrer ersten Zigarette süchtig waren. Wenn man in einer Umgebung aufgewachsen ist, in der geraucht wurde, ist man womöglich schon als

passive Raucherin oder passiver Raucher nikotinabhängig geworden. In diesem Fall »schmeckt« die erste Zigarette tatsächlich.

Sollten wir beim Rauchen der ersten Zigarette noch nicht süchtig sein, reagiert der Körper auf den Reiz »Tabakrauch« sowie andere giftige Dämpfe mit Husten, Schwindel und Übelkeit. Wird er jedoch immer wieder mit dem Gift belastet, übernimmt das Gehirn mit einem Schutzmechanismus die Aufgabe, die Schmerzen abzutöten. Es bekommt durch den permanenten Reiz mit Giften folgende Informationen: »Das Gift kommt immer wieder, es ist also eine nicht lösbare Gefahr! Lebensfunktionen aufrechterhalten!« Um die bewusste Wahrnehmung von Schmerzen auszuschalten, werden Beruhigungsmittel (Endorphine) ausgeschüttet.

Dass der Rauch in der Lunge zur Erstickung führt, im Mund brennt, dass der Geschmack schlecht ist und vieles mehr – alles Zeichen, die einem gesunden Menschen Angst machen würden –, spürt man als Raucher irgendwann nicht mehr. Sein Gehirn befindet sich in einem Dauerschockzustand.

Warum Bedrohung nicht wirkt
Die Bedrohung durch den Tod verschafft unangenehme Gefühle. Die Reaktion des

Rauchers darauf ist: »Erst mal eine rauchen.« Zum eigenen Sterben haben wir keine inneren Bilder. Niemand hat den eigenen Tod erlebt, wir fühlen uns nicht betroffen. Jeder Reiz provoziert in den Nervenzellen durch dazupassende hormonelle Ausschüttung einen Ausgleich. Zum eigenen Tod wird keine Nervenzelle aktiviert. Das ist neurologisch nicht möglich. Was hingegen ausgelöst wird, sind Bilder zum Sterben von anderen, bei denen wir »Zeugen« oder Begleiter waren.

Des Weiteren wissen wir, dass wir mit dem Rauchen aufhören werden, bevor wir sterben. Die Folgen des Rauchens führen nicht zum schnellen, unmittelbaren Tod. Ein sehr robuster, unsensibler Körper hält etwa 30 Jahre Nikotinkonsum aus. Wir wissen von den schädlichen Auswirkungen des Rauchens auf unseren Körper, aber wir denken ebenso: »Ich selbst bin davon ja nicht betroffen!« Schließlich hört man auch immer wieder von Personen, die 100 Jahre alt wurden und immer rauchten, oder von Nichtrauchern, die an Lungenkrebs gestorben sind.

> Es hilft Rauchenden nicht, mit Krankheiten und dem Tod konfrontiert zu werden. Im Gegenteil: Es fördert das Rauchen. Die inneren Bilder und Hormone wissen, was gegen

unangenehme Gefühle unternommen werden kann. Das Unbewusste weiß, dass das Rauchen chemisch gute Gefühle macht. Deshalb rauchen Raucherinnen und Raucher zuerst einmal eine Zigarette, wenn Unangenehmes ansteht. Das tatsächliche Körpergefühl bleibt für den Verstand im Dunkel der Wahrnehmung. Raucherinnen und Raucher registrieren den Schmerz des Zigarettenrauchs – Hustenreiz, Brennen auf der Zunge, Übelkeit – nicht mehr und befinden sich in einer Art »Dauerentspannungstaumel«.

Riechen Sie bitte beide am Lesezeichen!

Der leise Entzug
Entzugserscheinungen zeigen sich bei Nikotin diskret. Sie sind so »leise«, dass man verführt ist, zu glauben, beim Rauchen handle es sich nur um eine schlechte Gewohnheit. Manche denken auch, rauchen sei ein »Genuss«, auf den sie verzichten könnten. Diese Annahme ist falsch. Sobald man glaubt, beim Rauchen etwas »zu bekommen«, ist man abhängig und auf Entzug programmiert. Das Unbewusste glaubt dann, auf etwas verzichten zu müssen und holt es sich bei gegebener Gelegenheit. Wer das Rauchen mit Willensanstrengungen unterdrückt, ist ebenso auf Entzug. Das Ge-

hirn ist an den vom Nikotin verursachten Glückshormoncocktail gewöhnt. Es wird ihn sich wieder holen. Nach innerem Dafürhalten muss man permanent auf etwas verzichten. Das macht nicht froh und lässt das Dopamin nie zur Wirkung gelangen. Der hormonelle Ablauf normalisiert sich nicht. Das kann auch über Jahre gehen.

Die Entzugserscheinungen

... nach der letzten Zigarette

Dämpfen wir eine Zigarette aus, sinkt der Nikotinspiegel nach 30 Minuten um die Hälfte, nach einer Stunde auf ein Viertel. Ab dem Ausdämpfen setzen die Entzugserscheinungen ein. So wie der Körper bei der Zufuhr von Giften mit schlechtem Geschmacksempfinden und sogar mit Erbrechen anzeigt, dass es sich um Gifte handelt, so deutlich zeigt er den Entzug von Nikotin an: Innerhalb einer Stunde breitet sich ein diffuses Hungergefühl in uns aus. Doch selbst, wenn man isst, fühlt man sich irgendwie »leer«.

... nach drei Tagen

Der Rauchstopp bedeutet für den Körper den Entzug einer Substanz, die er zu brauchen glaubt, um funktionieren zu können. In den ersten Tagen kann dieser körperliche Entzug voll zur Wirkung kommen. Das im Körper gespeicherte Nikotin wird nach und nach ausgeschieden. Erinnern Sie Ihren Lieblingsraucher daran, in dieser Zeit immer bei den inneren Bildern der Freiheit zu bleiben und sich innerlich gar nicht auf das Defizit einzulassen. Dafür gibt es das Trainingserlebnis der Selbstwirksamkeit. Spätestens nach drei Tagen produziert der Körper wieder Endorphine so, als hätte man nie geraucht.

... nach sieben Wochen

Der hormonelle Ablauf erfordert bis zu sieben Wochen, bis er wieder natürlich funktioniert. Da erfreuen uns wieder die Farben der Natur, da schmecken wir wieder differenziert, da können unsere Nächsten wieder riechen – die Freuden sind wieder natürlich, der Dauerentspannungstaumel ist Geschichte.

Erinnern Sie Ihre rauchende Lieblingsperson, nach dem Rauchstopp alle Rauchutensilien wie Zigaretten, Aschenbecher, Feuerzeuge etc. aus der Wohnung zu entfernen und ihr Leben genau so wie bisher zu leben, nur frei.

Riechen Sie bitte beide am Lesezeichen!

Geschichte »Vorsicht: Alien!«

Die Geschichte des Außerirdischen verdeutlicht, wie es sich mit der Nikotinsucht verhält. Dieses Wesen schaut sehr oft bei uns vorbei. Lesen Sie Ihrer rauchenden Lieblingsperson als Erinnerung diese Geschichte immer wieder vor.

Riechen Sie während des Lesen und Vorlesens bitte intensiv am Lesezeichen und legen es nicht aus der Hand!

Stell dir vor, es gibt auf der Erde Aliens, Außerirdische. Diese Wesen sind kleine grüne Männchen, von der Statur gebaut wie kleine Äffchen. Ihre Lieblingsspeise sind frische Tannenzapfen. Davon können diese Außerirdischen nicht genug bekommen.

Du befindest dich gerade auf einer Wanderung durch den Wald. Quer durch diesen Tannenwald verläuft ein kleiner Pfad. Du gehst nun also diesen Pfad entlang und schaust in das Dickicht, lauscht den Geräuschen und atmest die saubere Luft ... bis auf einmal ein kleiner, süßer grüner Alien am

Wegesrand auftaucht, dich lieb und blinzelnd anschaut und dich ein kleines Stück deines Weges begleitet. Es möchte sich gern auf deine Schulter setzen, und du kannst nicht widerstehen und gewährst dem süßen Wesen diese Freude. Es zupft an deinem Ohrläppchen und deutet zu den Bäumen. Ganz liebevoll bittet es dich um einen Tannenzapfen. »Gut«, denkst du. »Diesen einen Tannenzapfen werde ich ihm geben.« Beglückt hörst du sein leises Schmatzen.

Die Last ist eigentlich leicht, und der kleine Aufwand macht sich kaum bemerkbar. Wieder zupft es an deinem Ohr, und du gibst ihm wieder einen Zapfen. Du denkst, dass dieser kleine Begleiter eigentlich ganz amüsant und zeitvertreibend ist. So wanderst du deinen Weg und bist die ganze Zeit damit beschäftigt, dieses Tierchen zu füttern. Langsam bemerkst du, dass es dich immer öfter und fordernder am Ohr zupft. Ein Zapfen scheint ihm nicht mehr zu genügen, und so gibst du ihm mit der Zeit zwei, dann drei und immer mehr.

Plötzlich stellst du fest, dass aus dem süßen Alien langsam ein immer größerer Außerirdischer geworden ist. Du kannst längst nicht mehr so leichtfüßig laufen, und das Gewicht macht sich bemerkbar. Immer wieder musst du stehen bleiben und verschnaufen. Die Schulter beginnt zu schmerzen, und das nunmehrige Riesenmonster reißt mittlerweile an deinem Ohr, weil es unentwegt seine

Tannenzapfen haben will. Aber so ganz allein weitergehen, das möchtest du nun doch nicht. Also arrangierst du dich und fügst dich seinen Forderungen. Mittlerweile kannst du nur noch äußerst langsam gehen. Das Gewicht des Außerirdischen drückt dich in die Knie, er krallt sich an deinem Ohr fest, brüllt nach Futter, und du kannst nur noch am Boden kriechen.

Wie du nun so auf dem Waldboden Millimeter um Millimeter vorwärts kriechst, verzweifelt nach dort liegenden Zapfen Ausschau hältst, wünschst du dir, dieses Gewicht loszuwerden und wieder allein weiterzuwandern. Du beschließt insgeheim, diesem schrecklichen Monster nun keine Tannenzapfen mehr zu geben. Aber so einfach lässt es sich nicht kleinkriegen. Es brüllt einem Orkan gleich in dein Ohr und reißt mit aller Kraft daran, dass du fast die Besinnung verlierst. Du würdest es gerne abschütteln, aber deinem »Gast« scheint diese Idee gar nicht zu gefallen. Tief in deinem Inneren tobt ein heftiger Kampf, aber du entscheidest dich, nicht mehr zu reagieren und weigerst dich, den Riesen weiterzufüttern.

Das Gewicht des Aliens scheint sich nun langsam wieder zu verringern. Endlich kannst du dich langsam aufraffen und in gebeugter Haltung weiterlaufen. Das Wesen ist inzwischen etwas kleiner geworden und kreischt nun bittend und bettelnd, voller Verzweiflung in dein Ohr. Aber du bleibst hart und setzt deinen Weg fort. Als das Kreischen langsam in ein Wimmern übergeht und der Alien nun wieder klein und niedlich geworden ist, springt er plötzlich von deiner Schulter und verschwindet im Wald. Alles, was von ihm übrigbleibt, sind tiefe Kratzer an deinem Hals und Ohr. Du bist unglaublich ermattet und müde, und als du zurückschaust, siehst du noch Berge von Zapfenresten als Überbleibsel dieses heftigen Kampfes.

Bald kommst du an einen kleinen Wasserlauf, wo du dich erst mal wäschst, trinkst und in einen tiefen, traumlosen Schlaf fällst. Bis zum Morgen bleibst du an diesem Ort, und erst dann machst du dich weiter auf die Reise.

Irgendwann kommt das kleine, lieblich grüne Männchen mal wieder, ganz zufällig, am Wegesrand vorbei, schaut dich bittend an, aber du erinnerst dich an diese grausige Erfahrung. Du weist es immer wieder sicher ab und ziehst unbeirrt weiter.

Lesen Sie jetzt gemeinsam das PDM-Trainingserlebnis »Selbstachtung« auf Seite 186.

Im Bann der Süchte

Süchte wie die Nikotinsucht sind eine Art Erkrankung mit vielen möglichen Erscheinungsformen. Ob dabei legale Suchtmittel wie Zigaretten, Alkohol und bestimmte Medikamentengruppen oder illegale Substanzen wie Drogen suchtartig gebraucht werden oder bestimmte Tätigkeiten suchtartig ausgeübt werden – das Grundmuster der Sucht ist immer das gleiche.

Glückstaumel durch Schmerzen
Neben den bekannten Suchtmittelabhängigkeiten gibt es auch eine ganze Reihe von Tätigkeiten, die einen chemischen Schockzustand auslösen können. Dazu gehören Essstörungen, Glücksspiel und Wetten, Video- und Fernsehkonsum, Computerarbeit und -spiele, Shoppen und süchtiges Betreiben von Sport.

Dieser Schockzustand wird zum Beispiel auch durch Ritzen, das Aufschneiden der Arme und Beine, hervorgerufen. Wir kennen dieses Symptom vor allem bei Jugendlichen. Dabei versperren Endorphine die »Schmerztüren«

und aktivieren Dopamin. Wir sind daran gewöhnt, dass erleichternde Erlebnisse die Dopamin-Achse in unserem Körper aktivieren. Das verschafft Glücksgefühle. Es handelt sich aber in Wirklichkeit um einen Schockzustand, der normalerweise helfen soll, den Schmerz zu ertragen, bis Hilfe eingetroffen ist. Dieser Glückstaumel kann durch Selbstverletzung, durch Sport, durch Erbrechen und sogar durch Hungern hervorgerufen werden.

Schlüsselrolle Dopamin
Wahrscheinlich ist das Dopamin die Hauptursache dafür, dass Menschen rückfällig werden. Es wird nämlich bei allen Suchterkrankungen aktiviert. Auch bei Magersucht und Selbstverletzung. Der Suchtmechanismus kann auch mit körpereigenen Beruhigungs- und Betäubungsmitteln abhängig machen. Dafür bedarf es keiner chemischen Substanz, sondern nur des erhöhten körpereigenen Endorphins und Dopamins. Diese Hormone und Neurotransmitter werden vom Körper selbst produziert und aktiviert. Es gibt also einerseits Gifte, die einen Schockzustand und Dauerglückstaumel hervorrufen. Andererseits rufen Suchttätigkeiten den gleichen Zustand mit dem körpereigenen Betäubungssystem hervor.

Süchte lassen sich mit hormonellen Abläufen im Körper verstehen, die zum Beispiel bei der Jagd vor sich gehen. Um die hormonelle Situation im Körper beim Jagdtrieb zu verstehen, hilft folgendes Beispiel.

Ich habe einmal einer Katze eine Maus weggenommen, die sie mir ins Haus gebracht hatte. Die Maus war noch unverletzt. Ich habe der Katze die Maus weggenommen und sie befreit. Ich wusste nicht, was ich der Katze damit antat. Sie miaute unentwegt, drehte sich im Kreis und schrie. Ich konnte sie nicht beruhigen. Sie war durch die Jagd derart mit dem Hormon Adrenalin aktiviert, dass sie das Spiel mit der Maus, das Zubeißen und den Tod der Maus gebraucht hätte, um das Adrenalin wieder abbauen zu können.

Ähnlich kann man Suchttätigkeiten wie Konsum-, Spiel-, Computer-, Arbeits- oder Putzsucht verstehen. Jede Sucht schränkt uns in unserem natürlichen Leben ein, wie auch die Katze während der Jagd nicht für ein sinnliches Leben offen ist.

Nikotin – ein Stalker, dem man nur mit Klarheit entkommt
Sie können die Nikotinsucht mit einer schrecklichen Partnerschaft vergleichen. Man sieht sich leiden, versucht immer wieder, die Be-

ziehung zu beenden, und beginnt sie doch wieder von Neuem. Bei jedem dieser Versuche droht der Partner, lockt, erpresst, wendet Tausende von Tricks an. Solche Partnerschaften kann man nur allein beenden, niemand kann einem dabei helfen. Ist dem Partner nicht genügend klar, dass die Entscheidung aus dem Innersten des Gegenübers kommt, wird er es nie lassen, diesen zu erpressen. Als Betroffener entscheide ich allein.

Der klare Verstand kann die neuen inneren Bilder aufbauen und glückbringende Hormone aktivieren. Doch wenn man insgeheim einmal an einer Zigarette zieht, ist es vorbei. Die Endorphinproduktion ist augenblicklich ausgeschaltet, und man hat kein natürliches Schmerzmittel mehr. Das Gehirn muss sich das Nikotin holen. Die Vergiftung nimmt so erneut ihren Lauf.

Es erfordert also im Verstand absolute Klarheit. Wie soll das Unbewusste das sonst verstehen? Sofort sind die Endorphine geschlagen, die Fesseln sind wieder da! Auch wenn der Rauchende nur bei anderen »mitschnuppert«. Es zeigt, dass er (seine inneren Bilder) noch immer glaubt, auf etwas zu verzichten. Das Unbewusste (ähnlich dem erpressenden Partner) verzichtet nicht. Nur mit einer klaren Entscheidung kann man entkommen.

Mit den psychodynamischen Meditationen bekommt der Rauchende ein Werkzeug, mit dem das fehlende Dopamin, Oxytocin und Opioid, die bei jedem Beenden von Sucht zu gering vorhanden sind, mit natürlichen Mitteln angekurbelt wird.

Rauchen: Zahlen, Daten, Fakten

So raucht Österreich

Österreich ist definitiv ein Land der Raucher. Greifen doch laut aktuellen Zahlen der Statistik Austria rund 2,3 Millionen Menschen (1,3 Millionen Männer und 1 Million Frauen) in Österreich regelmäßig zur Zigarette. Und so werden jährlich 13 Milliarden Zigaretten geraucht – Tendenz steigend. Damit liegt Österreich im europäischen Spitzenfeld. Was den Prozentsatz der jugendlichen Raucher anbelangt, werden wir sogar in ganz Europa nur von Grönland überboten. Denn nach einem Bericht der WHO rauchen in Österreich bereits 50 Prozent der 15-jährigen Mädchen und 40 Prozent der 15-jährigen Burschen regelmäßig Zigaretten. Mit letalen Folgen: Rund 14 000 Österreicher jährlich – das sind 38 täglich – sterben an den Folgen ihres Tabakkonsums.

Bei den Konsumenten ist übrigens ein Trend zu sehen: So hat sich der Tabakkonsum in den letzten Jahrzehnten für beide Geschlechter unterschiedlich entwickelt. In den 1970er-Jahren rauchten 39 Prozent der männlichen und 10 Prozent der weiblichen Bevölkerung. Über die Jahre nahm bei Männern der Anteil der täglichen Raucher kontinuierlich ab und liegt nun bei 27 Prozent. Bei den Frauen zeigte sich ein gegenläufiger Trend. Der Anteil der Raucherinnen stieg um insgesamt 9 Prozentpunkte auf aktuell 19 Prozent.

Beinahe ein Viertel der österreichischen Bevölkerung raucht laut OECD täglich. Den höchsten Anteil an Rauchern gibt es bei den jungen Erwachsenen (20 bis 24 Jahre). Jede dritte Frau (34 Prozent), und jeder dritte Mann (36 Prozent) dieser Altersgruppe raucht täglich. Bei den Männern sind auch in den nachfolgenden Altersgruppen Raucheranteile zwischen 30 und 36 Prozent zu finden, bei den Frauen verliert das Rauchen etwas an Attraktivität. Nur noch ein Fünftel (21 Prozent) der Frauen im Alter von 30 bis 34 Jahren raucht täglich.

So startet die Raucherkarriere

Ein Viertel der Raucher beginnt vor dem 15. Lebensjahr, und mehr als die Hälfte hat bis zum Alter von 17 Jahren den Einstieg in das gewohnheitsmäßige Rauchen vollzogen. Bei den über 30-jährigen Rauchern und Raucherinnen erfolgte der Beginn der Raucherkarriere bei Frauen in der Regel etwas später als bei Männern. Bei der jüngeren Bevölkerung (15 bis 29 Jahre) beginnen die Frauen früher zu rauchen. Von den täglich rauchenden 15- bis 29-jährigen Frauen haben 14 Prozent bis zum Alter von 13 Jahren und 44 Prozent bis 15 Jahre mit dem Rauchen begonnen. Bei gleichaltrigen Männern lauten die entsprechenden Werte 9 Prozent (Rauchbeginn bis zum Alter von 13 Jahren) bzw. 34 Prozent (Rauchbeginn bis zum Alter von 15 Jahren).

Das Leid der Passivraucher
Tabakrauch gefährdet aber nicht nur die Raucher selbst, sondern auch die Menschen, die in ihrer Umgebung leben und arbeiten. Wenn Tabakrauch vom Menschen über die Atemluft aufgenommen wird, spricht man von Passivrauchbelastung oder Passivrauchen. An den negativen gesundheitlichen Folgen des Passivrauchens besteht heutzutage kein Zweifel mehr. Einer Studie des Cancer Research UK, der European Respiratory Society, des Institut National du Cancer und des European Heart Network aus dem Jahr 2017 zufolge sterben Jahr für Jahr mehr als 1000 Menschen in Österreich am Passivrauchen. Unterschieden wird dabei in Passivrauchen zu Hause und in Lo-

kalen und Passivrauchen am Arbeitsplatz. Passivrauchen zu Hause führte, so die Untersuchung, bei 865 Menschen in Österreich zum Tod. 180 Menschen verstarben durch Passivrauchen am Arbeitsplatz. Dazu zählten auch Beschäftigte in der Gastronomie.

> Rauchen beeinträchtigt unsere körperliche Leistungsfähigkeit und unser Wohlgefühl. Rauchen ist der wissenschaftlich am intensivsten untersuchte Risikofaktor und gilt als Risikoverhalten mit den deutlichsten Auswirkungen auf die Gesundheit. Kein anderes Verhalten hat einen vergleichbar starken Einfluss auf die Gesamtsterblichkeit wie das Rauchen. Ein Drittel aller Herz-Kreislauf-Erkrankungen und fast 90 Prozent der Lungenkarzinome werden durch Rauchen verursacht.

Warum Rauchen süchtig macht

Wir wissen, dass Rauchen schädlich ist und unsere Gesundheit gefährdet. Dennoch greifen in Österreich rund 2,3 Millionen Menschen täglich zur Zigarette. Im allgemeinen Sprachgebrauch bedienen sie damit ein »Laster«, oder schlimmer noch, frönen dem »Tabakgenuss«. Tabakrauchen gilt in unserer Gesellschaft schlimmstenfalls als schlechte Angewohnheit, in Wirklichkeit handelt es sich aber um den Gebrauch eines Suchtgifts. Eine Zigarette enthält nämlich nicht nur das süchtig machende Gift Nikotin, sondern außerdem auch noch Tausende andere Schadstoffe. Bis zu 700 verschiedene chemische Zusätze können von den Zigarettenherstellern verwendet werden, aber das Gesetz erlaubt den Firmen, die genauen Inhaltsstoffe geheim zu halten. Auf den Listen stehen jedoch Schwermetalle, Pestizide und Insektizide. Manche Inhaltstoffe sind so giftig, dass es sogar ungesetzlich ist, sie auf eine Mülldeponie zu bringen. Zigarettenrauch enthält Teer, dieser setzt sich aus 4000 verschiedenen chemischen Substanzen zusammen. Davon gelten 43 als krebserregend. Darunter fallen Cyanid, Benzol, Aceton, Arsen, Butan und Acetylen (ein Brenngas in Schweißbrennern). Zigarettenrauch enthält außerdem Stickstoffoxid und Kohlenmonoxid, beides giftige Gase. Weiters mischt die Tabakindustrie dem Tabak viele Stoffe bei, die ebenfalls süchtig machen. Vanille, Zimt, Zucker und andere Geschmacksstoffe sorgen dafür, dass der Mensch, angefangen beim Kind, den schlechten Geschmack der ersten Zigarette, der als natürliche Warnung vor dem inhalierten Gift dienen soll, möglichst nicht mehr wahrnimmt. Menthol soll den Hustenreflex lähmen. Die Hauptursache, warum so viele Menschen jedoch nicht oder nur sehr schwer vom Rauchen loskommen, ist das Nikotin, das innerhalb von wenigen Sekunden ins Gehirn gelangt und dort eine Ausschüttung von Glückshormonen verursacht (mehr dazu im Kapitel »Nikotin« auf Seite 97).

Das sagt das Gesetz

Die Herstellung von Zigaretten als Handelsprodukte begann im frühen 20. Jahrhundert, bis zum Ende des 20. Jahrhunderts wurden mehr als 100 Millionen Raucher durch Zigaretten getötet. Etwa alle zehn Sekunden stirbt heute weltweit ein Mensch durch Tabakkonsum. Die Zeitschrift *The Economist* schrieb im Jahr 2007: »Zigaretten gehören zu den einträglichsten Konsumgütern der Welt. Sie sind auch die einzigen ›legalen‹ Konsumgüter, die – wenn sie wie vorgesehen konsumiert werden – die meisten ihrer Verbraucher süchtig machen und häufig deren Tod verursachen.« Für die Tabakfirmen bedeutet das hohe Profite, für ihre Kunden hingegen ein immenses Risiko. Durch Rauchen kommen nämlich 50-mal so viel Menschen ums Leben als durch illegale Drogen.

Wie fatal jovial mit der Droge Tabak umgegangen wird, zeigt die Tatsache, dass bis vor wenigen Jahren die Nutzung von Tabak im »Genussmittelgesetz« reguliert wurde. Mittlerweile ist man in der gesamten EU dazu übergegangen, das Gesetz zumindest »Tabakgesetz« zu nennen.

Die EU-Tabakproduktrichtlinie wurde im Juni 2001 vom Europäischen Parlament verabschiedet und danach sukzessive von den Mitgliedsstaaten in nationales Recht umgesetzt. Die Richtlinie regelt unter anderem, welche Tabakerzeugnisse für das In-Verkehr-Bringen zugelassen sind. Des Weiteren schreibt die Tabakproduktrichtlinie auch die Vorgaben für Warnhinweise und Produktinformationen vor, an die sich alle Mitgliedsstaaten halten müssen.

Die EU-Tabakwerberichtlinie regelt die Werbebeschränkungen für Tabakprodukte. Demnach ist im Wesentlichen nahezu jegliche Form der Werbung und des Sponsorings für Tabakerzeugnisse mit grenzüberschreitender Wirkung verboten. Weiters gibt es auf EU-Ebene Richtlinien, die die Rahmenbedingungen für die Besteuerung von Tabakerzeugnissen in den Mitgliedsstaaten festlegen. In Österreich sind die EU-Bestimmungen seit August 2003 Bestandteil des Tabakgesetzes.

Die wichtigsten Bestimmungen betreffen folgende Bereiche:

Inhaltsstoffe
Seit 1. Jänner 2004 dürfen im Rauch einer Zigarette der Kondensat-(Teer-)Gehalt 10 Milligramm, der Nikotingehalt 1,0 Milligramm und der Kohlenmonoxidgehalt 10 Milligramm pro Zigarette nicht überschreiten.

Was nicht verkauft werden darf
Das österreichische Tabakgesetz legt fest, dass der Verkauf von Tabakerzeugnissen, die den erlassenen Verordnungen nicht entsprechen, verboten ist, ebenso wie der Verkauf von Einzelzigaretten, unverpackten Zigaretten oder Zigarettenpackungen unter einer Mindestgröße von 20 Stück.

Warnhinweise, die schocken sollen
Zigarettenpackungen müssen auf der Vorder- und Rückseite mit dem Warnhinweis »Rauchen kann tödlich sein« oder »Rauchen fügt Ihnen und den Menschen in Ihrer Umgebung erheblichen Schaden zu« und abschreckenden Fotos versehen sein. Der schwarze Rand, die Warnhinweise und die Bilder sollen schlechte Gefühle erzeugen. Doch was macht ein Raucher, wenn er sich schlecht fühlt? Er raucht eine

Zigarette. Kennt man den chemischen Mechanismus der Sucht, erreichen die Warnhinweise wohl das Gegenteil des Beabsichtigten.

Werbung und Sponsoring
Der kernige Cowboy, der nichts als die absolute Männlichkeit und Freiheit kennt – und dazu gehört selbstverständlich die passende Zigarette – hat schon länger ausgedient. Werbung, durch die der Eindruck hervorgerufen wird, dass der Genuss von Zigaretten oder anderen Tabakerzeugnissen gesundheitlich unbedenklich sei, ist absolut verboten. Weiters ist jede verbilligte Abgabe, Gratisverteilung und Zusendung von Tabakerzeugnissen mit dem Ziel der Verkaufsförderung verboten. Ausgenommen von diesem Verbot ist die stückweise Gratisabgabe an erwachsene Raucher in Tabaktrafiken anlässlich der Neueinführung einer Marke innerhalb eines Zeitraumes von sechs Monaten nach erstmaligem Verkauf dieser Marke.

Doch diese Form der Werbung braucht man ohnehin nicht mehr. Jedes Kind ist gezwungen, Raucher zu sehen. Wir wissen: Nach einer Stunde hat das Nikotin den Körper verlassen, und der Raucher ist schon zu lange auf Entzug. Er braucht wieder eine Zigarette. Das Kind sieht, wie er sich eine anzündet. Innerhalb von sieben Sekunden ist Nikotin im Gehirn und wirkt als Schmerzmittel im Raucher. Sein Gesicht entspannt sich, seine Augen leuchten auf. Bis er fertig geraucht hat. Dann verlässt das Nikotin wieder das Gehirn, und er wird nervös, angespannt, und nach einer Stunde raucht er wieder eine. Sein Gesicht entspannt sich, seine Augen leuchten auf. Bis er fertig geraucht hat. Dann verlässt das Nikotin wieder das Gehirn, und er wird nervös ... Sichtbar für das Kind sind wohl nur die Entspannung und das Leuchten in den Augen. Den Entzug, der beim Beenden die Erleichterung bringt, sieht das Kind nicht. Das ist die beste Werbung für die Tabakindustrie!

Das Rauchverbot macht schlechte Stimmung gegen Raucher

In vielen Staaten Europas, wie beispielsweise in Italien, Irland, Norwegen, Schweden und Mazedonien, wurde bereits ein absolutes Rauchverbot in öffentlichen Verkehrsmitteln und Gebäuden sowie in der Gastronomie verhängt. Wer dennoch raucht, dem drohen Strafen von bis zu 3000 Euro. In Österreich gelten derzeit eingeschränkte Verbote: In öffentlichen Gebäuden wie in Museen, Gerichten, Schulen, Ämtern, Krankenhäusern, Bahnhöfen oder Flughäfen sowie in öffentlichen

Verkehrsmitteln ist das Rauchen verboten – Verstöße führen jedoch mit Ausnahme des Rauchverbots in Verkehrsmitteln nicht zu einer Bestrafung für dieses Vergehen.

Seit 1. Jänner 2009 herrscht in Österreich folgende recht komplizierte Rechtslage für die Gastronomie: Grundsätzlich herrscht ein Rauchverbot. Besteht ein Lokal aus mehreren Räumen, muss der Hauptraum, der auch mehr als 50 Prozent der Plätze beinhalten muss, rauchfrei sein. Lokale unter 50 Quadratmetern haben Wahlrecht, ob Rauchverbot herrscht. Dabei muss deutlich gekennzeichnet sein, ob es sich um ein Raucherlokal handelt oder nicht. Bei Einraumlokalen mit bis zu 80 Quadratmeter Größe darf der Wirt das Rauchen erlauben, wenn er nachweisen kann, dass eine Abtrennung aus rechtlichen Gründen »im Rahmen der Änderung der Betriebsanlage« nicht möglich ist. Ein geplantes generelles Rauchverbot in der Gastronomie wurde im Jahr 2018 wieder zurückgenommen.

Strafbestimmungen
Das Tabakgesetz sieht für die Nichteinhaltung der gesetzlichen Regelungen folgende Strafen vor:

Wer Tabakerzeugnisse entgegen den Bestimmungen des Tabakgesetzes in Verkehr bringt, Werbung oder Sponsoring betreibt, begeht eine Verwaltungsübertretung und ist mit einer Geldstrafe von bis zu 7.260 Euro, im Wiederholungsfall bis zu 14.530 Euro zu bestrafen.

Wer als Lokalinhaber gegen die Nichtraucherbestimmungen verstößt, begeht eine Verwaltungsübertretung und ist mit einer Geldstrafe von bis zu 2.000 Euro, im Wiederholungsfall bis zu 10.000 Euro zu bestrafen.

Wer an einem Ort, an dem gemäß Tabakgesetz ein Rauchverbot besteht oder an dem das Rauchen vom Inhaber nicht gestattet wird, raucht, begeht eine Verwaltungsübertretung und ist mit einer Geldstrafe von bis zu 100 Euro, im Wiederholungsfall bis zu 1.000 Euro zu bestrafen.

Die anderen Entwöhnmethoden

Jedes Jahr versucht jeder zweite Raucher, der Nikotinsucht zu entrinnen. Doch fast alle scheitern, werden wieder rückfällig. Gerade einmal fünf Prozent derjenigen, die auf eigene Faust versuchen, dem Nikotin zu entsagen, bleiben ein Jahr lang rauchfrei. Dabei gibt es fast so viele Methoden, die bei der Raucherentwöhnung helfen sollen, wie Zigarettenmarken. Allerdings sind die meisten nur mäßig erfolgreich. Und an die Erfolgsquote von Dopadyn mit dem Wirkmechanismus der psychodynamischen Meditationen – 41 Prozent – kommt keine Methode heran. Ein Überblick soll dennoch die gängigsten Verfahren und Programme zeigen.

Die Selbstentwöhnung
Ganz allein mit dem Rauchen aufhören, das gelingt nur wenigen Raucherinnen und Rauchern. Voraussetzung für diese Methode: absolute Willensstärke. Mit einer Erfolgsquote von 5 Prozent sind die Aussichten nicht vielversprechend. Vor allem, wer schon mehrere

erfolglose Versuche unternommen hat, sollte sich nach anderen Entwöhnungsmethoden umsehen.

Raucherberatung beim Entwöhnspezialisten
Etwa bei einem spezialisierten Allgemeinmediziner, einer spezialisierten Allgemeinmedizinerin, in einem Spezialinstitut (in Österreich z. B. Nikotininstitut Wien, Niederösterreichisches Nikotininstitut, örtliche Stellen der Gebietskrankenkassen sowie Lungenabteilungen in Krankenhäusern) oder bei einem Nichtraucherkurs. Gemeinsam mit Expertinnen und Experten wird ein Therapieplan erstellt und eine individuell passende Methode ausgewählt, der Entwöhnungswillige wird in regelmäßigen Treffen beraten, um Rückfälle zu vermeiden. Hier ist die Erfolgsquote extrem abhängig von der Qualität der Beratung und variiert deshalb je nach Studie zwischen 5 und 23 Prozent.

Akupunktur
Die alternative Methode kann starke Entzugssymptome zu Beginn eines Nikotinentzugs mildern und die Gier nach einer Zigarette dämpfen. Besonders eignet sich dafür die beruhigende Ohrakupunktur, die durch die Körperakupunktur unterstützt werden kann. Die Akupunktur wirkt bei einigen Raucher-

innen und Rauchern sehr gut, bei anderen ist sie weniger erfolgreich. Auch hier kommt man auf einen durchschnittlichen Wert von 6 Prozent.

Hypnose
Bei der Hypnose kann die Therapeutin oder der Therapeut auf das Unbewusste der Raucherin, des Rauchers einwirken und dabei Anweisungen zur Verhaltensänderung geben oder das Nichtrauchen mit positiven Gefühlen in Zusammenhang bringen. Diese Methode ist zwar wissenschaftlich nicht abgesichert, die Statistik spricht jedoch auch hier von 6 Prozent Erfolgsquote.

Nikotinersatzpräparate
Diese können die Erfolgsrate verdoppeln: Inhalatoren, Kaugummis, Pflaster, Tabletten oder Nasensprays sollen helfen. Man muss nur eines wissen: Nikotinersatzprodukte erhalten diesen Dauerschockzustand aufrecht. Rund 12 Prozent schaffen es, mit dieser Methode vom Rauchen loszukommen. Wie viele Menschen aber vom Nikotinersatzprodukt abhängig bleiben, ist nicht erhoben.

Medikamentöse Therapie
In Österreich stehen derzeit zwei rezeptpflichtige Präparate zur Verfügung, deren Er-

folgsquoten je nach Studie zwischen 15 und 23 Prozent liegen:

Zyban (mit dem Wirkstoff Bupropion) – Die Wirksamkeit von Bupropion ist wissenschaftlich belegt, der dahinterliegende Mechanismus ist jedoch unbekannt.

Champix (mit dem Wirkstoff Vareniclin) – Vareniclin besetzt direkt die verantwortlichen Rezeptoren im Gehirn. Symptome des Nikotinentzugs werden dadurch gelindert.

Psychologische Methoden
Verhaltenstherapeutisch orientierte Methoden zielen darauf ab, den Betroffenen Selbstkontrolltechniken anzubieten. Raucher sollen lernen, ihr Suchtverhalten zu beobachten, zu analysieren und Situationen, in denen sie rauchen, zu verändern. Schrittweise reduzieren Teilnehmer solcher Programme ihren Konsum und erlernen Verhaltensalternativen. Bis zu 23 Prozent schaffen es, mit Verhaltenstherapie in Kombination mit Nikotinersatzpräparaten langfristig mit dem Rauchen aufzuhören.

Teil 2:
Das Erfolgsprogramm

So funktioniert Dopadyn

Bevor Sie und Ihre rauchende Lieblingsperson mit dem Trainingsplan beginnen, hier noch einmal die wichtigsten Informationen zur erfolgreichsten Rauchentwöhnmethode der Welt.

- *Dopadyn ist ein Verfahren zur Verhaltensänderung. Es wirkt durch die Konditionierung von körpereigenen Botenstoffausschüttungen mit einem speziellen Duft und wirkt im limbischen System, jenem Teil des Gehirns, der für die unbewusste Verhaltenssteuerung zuständig ist.*

- *Dopadyn hat eine Erfolgsquote von 41 Prozent. Das wurde auch wissenschaftlich überprüft – in einer großen randomisierten und klinisch kontrollierten Studie, die Dr. Gerald Zernig von der Abteilung für Experimentelle Psychi-*

atrie an der Medizinischen Universität Innsbruck durchgeführt hat. Der Vergleich mit anderen Entwöhnmethoden zeigt, dass Dopadyn die erfolgreichste ist. Die Erfolgsquoten im Überblick: Selbstentwöhnung – 5 Prozent, Beratung beim Entwöhnspezialisten – 5 bis 23 Prozent, Akupunktur und Hypnose – je 6 Prozent, Nikotinersatzpräparate – 15 Prozent, medikamentöse Therapie – 15 bis 23 Prozent, und psychologische Methoden – 23 Prozent.

- *Ein spezieller Duft, der diesem Buch in Form eines Lesezeichens beiliegt, ist ein wichtiger Bestandteil des natürlichen Nikotinersatzes Dopadyn. Der spezielle Orange-Zitrone-Zimt-Duft wird Ihrer rauchenden Lieblingsperson helfen, leichter mit dem Rauchen aufzuhören. Das Gehirn registriert den Geruch des Dopadyn-Dufts und verbindet alles, was in diesem Buch gelernt und dabei gedacht wird, mit diesem Duft. Das wird dabei helfen, sich neue innere Bilder einzuprägen.*

- *Der Wirkmechanismus von Dopadyn sind die psychodynamischen Meditationen (PDM). Diese basieren auf einer Anleitung zur Aktivierung positiv wirkender körperlicher Botenstoffe mithilfe von Autosuggestion. Bei PDM geht es also um ein gezieltes Arbeiten mit dem*

Körper, mit dem Ziel, dass dieser schlussendlich fähig sein soll, Glückshormone auf Knopfdruck freizusetzen.

- *Hormone sind die wichtigsten chemischen Botenstoffe im menschlichen Organismus. Ihre Menge und Zusammensetzung entscheidet darüber, wie gut es Seele und Körper geht.*
Wie glücklich oder unglücklich wir sind, hängt vor allem von den vier Glückshormonen Dopamin, Serotonin, Noradrenalin und Oxytocin ab.

- *Aktiviert wird die Ausschüttung von Glückshormonen durch die Arbeit mit Guided Images. Man lernt, glückliche innere Erinnerungen jederzeit so abzurufen, dass Botenstoffe »glückliche Nachrichten« im Körper ausschütten. Jeder Mensch hat seine ganz eigene Gedächtnislandschaft.*
Innere Bilder sind im Gehirn abgespeicherte Muster, die wir benutzen, um uns in der Welt zurechtzufinden. Wir brauchen diese Bilder, um Handlungen zu planen oder auf Bedrohungen zu reagieren. Aufgrund dieser inneren Bilder empfinden wir etwas als schön oder hässlich.

- *Diese inneren Bilder verkörpern auch unsere seelischen Häuser oder unsere vier seelischen Fähigkeiten. Mit PDM können wir lernen, diese*

Fähigkeiten zu stärken und bestimmte Botenstoffe beziehungsweise Hormone auszuschütten. Unsere vier seelischen Fähigkeiten sind die vier Selbstgefühle: die Fähigkeit zur Selbstzufriedenheit, seine Defizite zu kennen und sich in vernünftige Bedingungen einordnen zu können, die Fähigkeit von erlebtem Selbstvertrauen, die Fähigkeit zur Selbstachtung und die Fähigkeit, seine Selbstwirksamkeit zu erleben.

— *Positive Gedanken vermehren die Lustmuster des Gehirns anhaltend. Sie beeinflussen die Wahrnehmungen positiv, indem sie die angenehmen inneren Bilder vermehren. Umgekehrt schaden uns negative Bilder. So verschafft es etwa einem Raucher schlechte Gefühle, wenn er davon ausgeht, dass seine Lunge schwarz ist, dass er nur schwer atmen kann und wahrscheinlich krank wird.*

— *Es ist der Aktivierung der inneren Bilderlandschaft im Gehirn völlig gleichgültig, ob ein Reiz real ist oder ob der Reiz durch bestimmte Gedanken provoziert wird wie beim Durchführen des PDM-Trainings. Das heißt also, dass man seinen Körperzustand willentlich beeinflussen und dass man mit seinen gedanklichen Fähigkeiten jederzeit bewusst einen Körperzustand herbeiführen kann.*

- *Das Nervengift Nikotin ist eines der schwersten Suchtgifte der Welt. Es gelangt innerhalb weniger Sekunden ins Gehirn und sorgt dort für die Ausschüttung von Dopamin. Beim Rauchen »belohnt« sich der Mensch demnach, indem ein Narkosezustand entsteht. Sobald dem Körper kein Nikotin mehr zugeführt wird, kommt es zum Abfall des Dopamin- und Noradrenalinspiegels im Gehirn. Beim Absinken des Nikotinspiegels ruft das defekte Schmerzsystem im Gehirn nach Nikotin. Das Gehirn braucht das Schmerzmittel Nikotin, weil die Endorphinproduktin gestört ist.*

- *Will man mit dem Rauchen nach Dopadyn aufhören, muss das Gehirn den verstellten Wert für Dopamin wieder regulieren. Es werden sich neue Verbindungen zwischen den Nervenzellen bilden, die »glückliche« Bilder aktivieren, um die Dopamin-Achse wieder einzustellen. Wir müssen dafür eine neue Datenautobahn im Gehirn bauen.*

- *Hörst du mit dem Rauchen auf, fehlt auf einmal dem Körper ein künstlicher Glücklichmacher. Mit dem Einsatz von PDM lassen sich Bilder aktivieren, die im Körper eine Botenstoffausschüttung bewirken, die wiederum natürliche Glücklichmacher erzeugt.*

- *Die Glücksgefühle, die man durch PDM erleben kann, können die Entzugssymptome nach dem Rauchstopp lindern. Die geführten Geschichten bewirken ein Genussfähigkeitstraining. PDM stärkt also mit diesen einfachen suggestiven Techniken unsere seelischen Grundfähigkeiten.*

- *Rauchen beeinträchtigt unsere körperliche Leistungsfähigkeit und unser Wohlgefühl. Rauchen ist der wissenschaftlich am intensivsten untersuchte Risikofaktor und gilt als Risikoverhalten mit den deutlichsten Auswirkungen auf die Gesundheit. Kein anderes Verhalten hat einen vergleichbar starken Einfluss auf die Gesamtsterblichkeit wie das Rauchen.*

- *Der erste Schritt des psychodynamischen Modelltrainings besteht darin, die Aufmerksamkeit nach innen zu lenken. Man zieht sich dabei aus der äußeren Welt zurück. Das gelingt am leichtesten, wenn man eine bestimmte Position einnimmt und den eigenen Atem beobachtet. Im zweiten Schritt stell dir die Inhalte der PDM-Trainingserlebnisse so vor, wie du dir als Kind Märchen vorgestellt hast. Intensiv, mit ganzer Hingabe, als Teilhaber des Geschehens. Die Texte stehen alle in der Ich-Form. Das soll eine Hilfe sein, sie sinnlich zu erleben.*

> Riechen Sie beide immer wieder am Duft-Lesezeichen, wenn Sie gemeinsam das Buch zur Hand nehmen. Ihre rauchende Lieblingsperson braucht dieses Lesezeichen (oder das Duftfläschchen) ein Jahr lang nach dem Ausdrücken der letzten Zigarette immer bei sich. So können – wann immer man will – die gesundheitsfördernden Botenstoffe der psychodynamischen Meditationen aktiviert werden.

Der Trainingsfahrplan

Die Konditionierung und Stoffwechselumstellung dauert sieben Wochen. Lesen Sie die psychodynamischen Meditationen einfach wieder durch oder vor, und genießen Sie die dadurch aktivierten Botenstoffe. Die Übungen können Sie beide durchführen – Ihre rauchende Lieblingsperson wird dabei vom Rauchen loskommen, und Sie selbst werden auch als Nichtraucher lernen, Ihrem Körper, wann immer Sie Entspannung wünschen, einen Glückskick zu verschaffen.

Es ist wichtig, dass Ihre rauchende Lieblingsperson den ganzen Tag wie ein Schauspieler in der Rolle bleibt, die gerade trainiert wird, und dass Alltagserlebnisse in dieser Botenstoffausschüttung erlebt werden. So sollte sie sich in der ersten Woche, wenn Sie die

»Selbstwirksamkeit« üben und genießen, ein dickes »K« (für König oder Königin) auf ihre Hand schreiben. Es wird sie unentwegt daran erinnern, selbst eine Königin oder ein König zu sein. Es wird in Ihrer rauchenden Lieblingsperson sofort ein angenehmes Gefühl der Befreiung auslösen. Sie wird befriedigt durchatmen und sich selbst in ihrem neuen Sein genießen. Ihr Lieblingsraucher wird spüren, wie er strahlt!

Wenn die PDM der »Energie« an die Reihe kommt (zu dem Zeitpunkt, an dem sich das Immunsystem wieder umzustellen beginnt), dann erinnern Sie Ihren Lieblingsraucher mit einem auf die Hand geschriebenen »O« für Organe daran – und er wird, sobald er es sieht, umgehend die gesunde und aufbauende Aktivität seiner befreiten Organe erleben, die für ihn da sind, sein Wohlbefinden steigern und die körperliche Regeneration unterstützen können. In der dritten Woche der »Selbstzufriedenheit« malen Sie ihm ein »B« für Baby auf den Handrücken, in der vierten Woche der »Selbstachtung« ein »G« für Gold, in der fünften Woche des »Selbstvertrauens« ein »F« für Freiheit, in der sechsten Woche der Energie ein »L« für Leichtigkeit und in der letzten Woche der Ruhe malen Sie ein Herz für »Herzkohärenz« auf den Handrücken.

Riechen Sie beide immer am Duft, wenn Sie meditieren. So können und sollen die Gefühle, welche die Meditationen auslösen, jederzeit und überall mit dem Duft allein aktiviert werden. Egal, ob in der Straßenbahn, beim Arbeiten, Einkaufen, allein oder unter anderen. Ihre rauchende Lieblingsperson muss sich stets die Präsenz dieser Gefühle vergegenwärtigen! Jeder Baum kann sie an den Baum aus dem Königsmärchen erinnern und ihr Halt und Freude vermitteln. Und wenn sie durch eine Tür geht, kann sie sich vorstellen, dass ein feiner Goldregen auf sie prasselt – und sie wird umgehend spüren, wie wunderbar sich das auf ihr Befinden auswirkt. Denn Ihr Lieblingsraucher ist Goldes wert! Er sagt sich selbst vor: »In Zukunft lasse ich nur noch Gold an mich heran!«, und soll diesen Wert fühlen.

So verwöhnt und stärkt sich Ihr Lieblingsraucher

Es kommt also darauf an, die positiven Gefühle im eigenen Dasein, in sich selbst, zu verstärken und dunkle, destruktive und böse Bilder tunlichst zu vermeiden. Ihre rauchende Lieblingsperson soll sich selbst unterstützen und sich immer wieder etwas Schönes vorstellen: Seien es Wolken, die am Himmel vorbeiziehen; seien es Blumenwiesen oder Berge im Abendlicht; sei es das Gesicht eines geliebten Menschen oder die Vorstellung einer beglückenden Berührung.

Mit der Lichtübung aus der Organmeditation (Seite 170) können Sie und Ihr Lieblingsraucher für sechs Stunden das DHEA im Körper um 100 Prozent erhöhen. Das stärkt das Immunsystem für diese Zeit, und Sie sind relativ gut geschützt vor Krankheiten, die in der Luft liegen. Auch nur ein kleiner Streit senkt das DHEA und macht Sie für Krankheiten anfälliger. Nützen Sie Ihren Verstand und die PDM-Trainingserlebnisse, um sich zu stabilisieren. Sie werden damit auch andere Erfahrungen in Ihrem alltäglichen Leben machen. Diese neuen Erfahrungen bilden wieder neue Bahnen und Wege in Ihrem Gehirn aus. Damit erweitern Sie willentlich zu jeder Zeit selbst gewählte glückliche Bilder in Ihrer inneren Bilderwelt im Gehirn. Diese neuen glücklichen Bilder beeinflussen wiederum Ihre Sicht auf die Dinge positiv, und Sie werden die Welt glücklicher wahrnehmen. Die PDM-Trainingserlebnisse sind Ihre Konzentrationsübungen dafür.

Leben Sie die psychodynamischen Meditationen
Trainieren Sie gemeinsam das Königsgefühl: Lehnen Sie in Ihrer Fantasie am Baum, vor

den Bezugspersonen, im Licht, in der Stärke der Wurzeln, in der Leichtigkeit der Blätter – wo immer es Ihnen einfällt, wann immer Sie das »K« auf Ihren Händen sehen. In der Straßenbahn, in der U-Bahn, an der Werkbank, während Sie aufräumen, während Sie unterrichten oder was immer Sie auch tun. Gehen Sie immer wieder innerlich in die Gefühle der PDM-Trainingserlebnisse hinein. Wir haben gesehen, dass jeder einzelne Gedanke sich in unserem Gehirn materiell zeigt. Jeder Gedanke hinterlässt eine sichtbare Spur im Gehirn.

Je öfter Sie die Meditationen mit dem Duft »durchwandern«, umso besser sind diese inneren Zustände jederzeit abrufbar, desto besser und schneller wird das Dopamin das Gehirn für schöne Eindrücke weich machen, sie einprägen und gute Gefühle bewirken. Besser ausgebaute Straßen werden öfter genützt als holprige Wege. Bauen Sie daher Ihre »Selbstwirksamkeitsvernetzung«, die »Gesunde Organvernetzung«, die »Selbstzufriedenheitsvernetzung«, die »Selbstachtungsvernetzung« und die »Selbstvertrauensvernetzung« immer besser in Ihrem Gehirn aus. Ihre Alltagserlebnisse werden diese gut ausgebauten Bahnen und Wege nützen, und Sie werden immer stärker, immer freier.

Der Weg in die Rauchfreiheit
Nach dem Ausdrücken der letzten Zigarette bleibt Ihr Lieblingsraucher in der ersten Woche im Königsgefühl. Schreiben Sie zu diesem Zweck ein dickes »K« auf seinen Handrücken. Trainieren Sie unbedingt die ganze Woche. In den weiteren Wochen folgen die entsprechenden Buchstaben aus den anderen Meditationen: ein »O« für das Organ-Erlebnis, ein »B« für Baby oder das innere Kind, ein »G« für Gold, ein »S« für Strand, ein »L« für Leichtigkeit, und in der letzten Woche ein »H« – oder malen Sie ein Herz – für das Herztraining.

Vergessen Sie das bitte nicht! Wenn Sie das nicht ernst nehmen, wird Ihre rauchende Lieblingsperson das Training nicht oft genug wiederholen. Wir wissen ja, dass jeder Reiz sofort seine gesamte Architektur im Gehirn aktiviert. Das heißt, sogar wenn Ihr Lieblingsraucher den Buchstaben nur unbewusst sieht, wird die psychodynamische Meditation trainiert, an die der Buchstabe auf seiner Hand ihn erinnert. Dies funktioniert aber nur, wenn beides oft genug in Verbindung gebracht wurde. Es ist also für das Gelingen seiner Freiheit unbedingt notwendig, den entsprechenden Buchstaben auf der Hand zu tragen und so das damit verbundene Trainingserlebnis abrufen zu können.

Erinnern wir uns: Nikotin benimmt sich wie ein Hormon – es kommt »hinterhältig« zu uns, und Hormone steuern unser Leben. Um dem Nikotin nicht die Gelegenheit zu geben, unser Leben mitzubestimmen, müssen wir unser Gehirn daran gewöhnen, dass wir uns jederzeit und wann immer wir es wollen absichtlich den Glückskick holen können. Und noch dazu einen Glückskick, der einen natürlichen Weg im Gehirn zieht. Das Körpergedächtnis wird gern den natürlichen, glücklichen Weg vorziehen, und somit hat das Rauchen in unserem Leben keinen Platz mehr. Wenn du dich als König oder Königin kennengelernt hast, wenn du deine gesunden Organe spielend und gesund vor dir und deine rosa Lunge frei atmen siehst, wenn du darauf achtest, dass du ausschließlich Gold wert bist, dann bist du hell und klar gegenüber dem Vernichter und Betrüger Nikotin.

Achten wir in deinem Training immer darauf, dich daran zu erinnern, dass du ausschließlich GOLD wert bist. Es ist hilfreich, die »Gold-Meditation« immer wieder zu üben – auch zusätzlich zu einem anderen Trainingsschwerpunkt (der ja mit dem entsprechenden Buchstaben auf der Hand gekennzeichnet wird). In der »Gold-Woche« trainierst du aber nur den Wert der Selbstachtung. Du kannst auch in deinem Alltagsleben den Goldregen so einbauen, dass du dich daran gewöhnst, ihn bei jedem

Durchgang wie einen Segen auf dich niederprasseln zu lassen. Dabei solltest du dich immer, wenn du durch eine Tür gehst, darauf konzentrieren, dass der Türstock feinste, federleichte Golddukaten über dich gießt. Solltest du diese Übung bei einer Tür vergessen haben, sollst du zurückgehen, dich kurz unter die Tür stellen und den Goldregen vor dem inneren Auge auf dich niederprasseln lassen. Mach dir immer bewusst: »Ich bin ausschließlich Gold wert. Und sonst nichts! Ich bin ausschließlich Gold wert!« Du sollst dir diese Formel in der Selbstachtungswoche immer wieder vorsagen. Das ist eine Konzentrationssache. Erinnere dich daran, andere Gedanken, die sich dazwischendrängen, wie Wolken am Himmel vorbeiziehen zu lassen und im Gefühl der »Goldmarie« zu bleiben. Wenn du einmal gelernt hast, wie es ist, ausschließlich Gold wert zu sein, werden auch die alltäglichen Entscheidungen und Handlungen immer mehr dazu passen.

Riechen Sie bitte beide am Lesezeichen!

Der detaillierte Trainingsplan

Lesen Sie Ihrem Lieblingsraucher bitte den folgenden Wochenplan vor, damit er weiß, was ihn erwartet und welche Ziele die jeweiligen Meditationen haben.

Erste Woche: SELBSTWIRKSAMKEIT

In der ersten Woche bewertest du all deine Erlebnisse als Königin oder König. In deinem Land (Leben) regierst nur du. Du hast ein prunkvolles Gewand und bist drei bis vier Meter groß. Du bewertest alle Erlebnisse in dieser Stimmung. Sag dir selbst immer wieder: »ICH GEBE MIR MEINEN WEG VOR. MEINE MEINUNG ZÄHLT.«

Zweite Woche: FREIHEIT

In der zweiten Woche lässt du bei allem, was du erlebst, deine Organe »spielen«. Herz, Lunge, Magen, Darm und all die anderen Organe haben großen Spaß, sich zuzuarbeiten. Du bewertest alle Erlebnisse in dieser Stimmung. Sag dir selbst immer wieder: »MEIN KÖRPER IST NUR FÜR MICH DA.«

Dritte Woche: SELBSTZUFRIEDENHEIT

In der dritten Woche erlebst du den Alltag so, dass du immer gut auf dich aufpasst. Du hältst dich im Arm, spürst deine Wange auf deiner Wange und die tiefe Liebe zu dir. Du bewertest alle Erlebnisse in dieser Stimmung. Sag dir selbst immer wieder: »ICH BIN MIR HEILIG. ICH PASSE IMMER GUT AUF MICH AUF.«

Vierte Woche: SELBSTACHTUNG
In der vierten Woche lässt du, sooft es dir Freude macht, feine, weiche, warm glitzernde Golddukaten auf dich prasseln. Sie funkeln und strahlen. Du bewertest alle Erlebnisse in dieser Stimmung. Sag dir selbst immer wieder: »AN MICH LASSE ICH NUR GOLD HERAN. ICH BADE IM GOLD.«

Fünfte Woche: SELBSTVERTRAUEN
In der fünften Woche erlebst du ganz bewusst: Du bist auf dieser Erde gut aufgehoben. Du gibst dich ganz hin. Du bewertest alle Erlebnisse in dieser Stimmung. Sag dir selbst immer wieder: »ICH BIN FREI.«

Sechste Woche: ENERGIE
In der sechsten Woche erlebst du die Freude an natürlichen Lebensmitteln. Nikotin verstellt deinen Wert für Insulin, deshalb fühlt sich der Entzug auch als »Hunger« an. Mit natürlichen Lebensmitteln unterstützt du deinen Körper dabei, das Insulin wieder in Ordnung zu bringen.

Siebente Woche: RUHE
In der siebten Woche lernst du dein Herz in dem für dich passenden Rhythmus zu unterstützen. Du kommst hier gut zur Ruhe und spürst Freunde an der Bewegung.

Trainingserlebnisse

In diesem Kapitel finden Sie insgesamt sieben psychodynamische Meditationen in Form von Trainingserlebnissen. Führen Sie Ihren Lieblingsraucher in die Rauchfreiheit und sich selbst in ein glücklicheres, bewussteres Leben. Lesen Sie – ganz nach dem Plan vorne – für jede Woche die passende geführte Geschichte vor.

Riechen Sie bitte beide am Lesezeichen!

Spielerisch rauchfrei

Die Glücksgefühle, die man durch den Dopadyn-Glückskick erleben kann, vermögen bei einem Raucher die Entzugserscheinungen zu tilgen. Die geführten Meditationen bewirken ein *Genussfähigkeitstraining*. Dopadyn stillt also mit der Konditionierung einfacher suggestiver Techniken mit natürlichen Substanzen die Bedürfnisse des Rauchers. Einzigartig ist, dass bei diesem Coaching niemals über Suchtverhalten geredet wird. Was aber thematisiert wird: Raucher wollen sich über die

Zigarette Wohlbefinden verschaffen. Genau da knüpft Dopadyn mit dem PDM-Glückskick an und setzt an Stelle der chemischen Effekte durch Nikotin natürliche Botenstoffausschüttungen von natürlichen Substanzen wie dem Duftöl und dem Essen von Glücklichmachern.

So schlüpft Ihre rauchende Lieblingsperson in ihre neue Rolle
Üben Sie die Trainingserlebnisse gemeinsam immer wieder, und erinnern Sie Ihre rauchende Lieblingsperson immer wieder daran, dass sie beim Trainieren der Meditationserlebnisse wie ein Schauspieler eine Rolle einnehmen und am Duft riechen soll. Sie beide bekommen damit innere Modelle, mit denen Sie Ihren Alltag trainieren sollen.

Der erste Schritt von psychodynamischen Meditationen besteht – in der Tradition jahrtausendealter Entspannungstechniken – darin, die Aufmerksamkeit nach innen zu lenken. Man zieht sich dabei aus der äußeren Welt zurück. Das gelingt am leichtesten, wenn man eine bestimmte Position einnimmt und den eigenen Atem beobachtet. Setz dich aufrecht hin, beide Füße am Boden, die Hände entspannt im Schoß, oder, wenn du es gewohnt

bist, nimm die Schneidersitzposition ein. Leg dich bitte nicht hin, da dies oft eine unbewusste Aufforderung zur totalen Entspannung ist, bei der du einschlafen könntest, und das sollte bei den psychodynamischen Meditationen vermieden werden.

Nun schließe die Augen oder – wenn dir das lieber ist – lass sie geöffnet und blicke nur »innerlich« in die Ferne. Konzentriere dich auf deinen Atem. Schaue dir beim Atmen zu. Verändere nichts an deiner Atemtechnik, sieh deinem Atem einfach nur zu.

Im zweiten Schritt stell dir die Inhalte der Meditationen so vor, wie du dir als Kind Märchen vorgestellt hast. Intensiv, mit ganzer Hingabe, als Teilhaber des Geschehens. Bedenke, dein Emotionsgedächtnis ist ein sechsjähriges Kind. Es kann nicht älter werden. Setze dich selbst vor deinem inneren Auge als sechsjähriges Kind neben dich hin. Unterstützen wir uns vielleicht dabei, indem wir uns ein Foto ansehen, auf dem wir sechs Jahre alt waren. Präge dir dieses Bild gut ein, es stellt unser Emotionsgedächtnis dar, es wird nie älter.

Gehe förmlich in die PDM-Erlebnisse hinein und lass andere, vielleicht einschränkende Gedanken vorbeiziehen. Die psychodynamischen Meditationen enthalten nur Symbole, das Emotionsgedächtnis fordert daraufhin das Körpergedächtnis auf, mit entsprechenden Hormonausschüttungen *in deinem Körper zu reagieren. Konzentriere dich lediglich auf das PDM-Erlebnis. Die Texte stehen alle in der Ich-Form. Das soll eine Hilfe sein, sie sinnlich zu erleben. Deinem Emotionsgedächtnis ist es egal, ob du die Gefühle in der Realität erlebst oder ob sie deinen Gehirnwindungen entspringen. So werden die entsprechenden Hormone ausgeschüttet und deine Gefühle und ihre innere Bilderlandschaft im Emotionsgedächtnis positiv verändert.*

Jeder Mensch ist in der Lage, sich Welten beliebig auszudenken. Auch solche, die physikalischen Gesetzen widersprechen. Jeder Mensch kann sich bewusst, also mit seinem Verstand, etwas vorstellen und dabei Gefühle verspüren.

In den Meditationen ist es wichtig, sich so einzufühlen, wie ein Schauspieler sich in ein Erlebnis einfühlt, das er spielen muss. In den Trainingserlebnissen sind verschiedene Techniken eingebaut, die einen entspannten Bewusstseinszustand herbeiführen. Die Meditation muss als eigene Erlebnisgeschichte gehört werden, die man wie eine Rolle lernen muss. Es ist wichtig, sich ganz einzufühlen und das eigene Erlebnis zu spüren.

Bei der PDM-Methode werden bewusst Signalwörter verwendet, die bestimmte Erinnerungsbilder im Gehirn stimulieren. In einem Fall sollen wir in unserer Fantasie durch einen antiken Ort gehen. Ein solcher Ort aktiviert etwa Gefühle der

Beständigkeit, des Bestehens der Welt, auch wenn wir daraus später wieder verschwinden. Stellen wir uns bei dem PDM-Trainingserlebnis die dort vorhandenen Gerüche vor. Rufen wir aus unserer Erinnerung ab, wie sich das Summen von Bienen anhört. Wir kommen irgendwann in einen kristallenen Tempel, der hell strahlt. Dort gibt es einen Gang mit unendlich vielen Türen, worauf Namen stehen. Wir entdecken auch unseren Namen darunter. Es ist wichtig, dass wir tatsächlich unseren persönlichen Namen geschrieben sehen, der uns genau identifiziert, auf den wir unzweifelhaft hören und uns angesprochen fühlen. Schreiben wir in unserer Fantasie die Variante unseres Namens auf die Tür, bei der wir uns derzeit ganz tief persönlich zu Hause fühlen.

Den PDM-Glückskick können wir auch mit dem Essen von »Glücklichmachern« unterstützen. Am besten sollte Ihre rauchende Lieblingsperson schon jetzt beginnen, ihren Körper mit reichlich Wasser zu versorgen, denn das Gehirn braucht Wasser, um leistungsfähig zu sein. Vergleicht man das Hirn mit einem Motor, so ist der Blutzucker der Treibstoff, pflanzliche Fette das Schmiermittel und Wasser das Kühlmittel. Letztgenanntes macht Denken leichter.

Auch die Nervenzellen sind in eine Flüssigkeit eingebettet, über die dem Körper pausenlos – auch über das Vorhandensein der Glücklich- oder Unglücklichmacher – Auskunft gegeben wird. Damit das Nachrichtensystem reibungslos funktionieren kann, muss sich der Körper im Gleichgewicht befinden. Und das Aktivieren von Glücklichmachern braucht vor allem Wasser. Die empfohlene Faustregel beim Trinken von Wasser heißt: Körpergewicht in Kilo mal 0,03 Liter Wasser am Tag trinken. Bei 70 Kilogramm sind das 2,1 Liter (Mineral-)Wasser am Tag. Und für jede Tasse Kaffee, Tee oder jedes Glas Saft oder Wein sollte am besten noch ein weiteres Glas Wasser zu der oben angegebenen Menge dazukommen. Sie haben genug Wasser getrunken, wenn der Urin hellgelb und durchsichtig ist.

Wichtig: Trainieren Sie ausschließlich die psychodynamischen Meditationen. Entwickeln Sie bitte keine eigenen Modelle oder Ziele ohne professionelle Hilfe von psychodynamisch geschulten Psychologinnen oder Psychologen. Wie Sie wissen, sind alle Handlungen und Vorstellungen, die wir selbst entwickeln, durch unser persönliches Emotionsgedächtnis geprägt und dem Verstand nicht zugänglich. Fehlleitende Meditationen können in Neurosen treiben. Wir geben daher fixierte Rollen vor!

Vorübung zum PDM-Trainingserlebnis »Selbstwirksamkeit«

Riechen Sie bitte beide ausgiebig am Lesezeichen!

Alles, was wir beide für dieses Erlebnis können müssen, ist, uns innerlich wachsen zu lassen. Stellen wir uns vor, wie es sich anfühlt, zwischen drei und vier Meter groß zu sein. Wachsen wir in unserer Fantasie drei bis vier Meter. Wenn wir uns dabei schwertun, stellen wir uns vor, auf einer Theaterbühne zu stehen, die uns hochhebt, und heben wir ab. Sollten wir dabei Angst verspüren, umgeben wir uns mit einem Geländer und lassen ein langes Gewand darüber fallen. So ist die Umzäunung unsichtbar. Achten wir darauf, nicht zu groß zu werden: nur zwischen drei und vier Meter!

Ziehen wir ein prunkvolles Gewand an, das Gewand einer Königin, das Gewand eines Königs. Es ist purpurn, und golden, reich verziert mit Edelsteinen und Perlen. Bei jeder Übung sollte es prunkvoller werden. Achten wir darauf, dass es federleicht bleibt. Unsere Fantasie kann das. Erinnern wir uns: In der Fantasie kann man sich Welten ausdenken, die physikalischen Gesetzen widersprechen. Machen wir unser Gewand so prächtig wie möglich. Der Stoff ist mit Goldfäden durchwirkt und nimmt jeden Reichtum auf. Spüren wir die Wirkung dieser Kleider auf uns.

Achtung! Es muss das Bild einer Königin oder eines Königs sein. Eine Prinzessin oder ein Prinz ist falsch. Das ist sehr wichtig für das Gelingen des Modells!

Erfüllen wir dieses Erlebnis mit der entsprechenden Wirkung. Wir stehen dabei auf einer Hochebene in einem friedlichen Land und blicken weit hinein in dieses Land.

Das nächste vielleicht zu Anfang noch ungewohnte Bild, das wir in unserer Vorstellung entwickeln: Stellen wir in diesem PDM-Erlebnis Bezugspersonen aus unserem Leben rund um uns auf. Diese sind in ihrer Normalgröße, wie im wirklichen Leben. Achten wir darauf, dass die Bezugspersonen nicht kleiner werden. Sie sollen lebensgroß bleiben, wie sie in Wirklichkeit auch sind. Wir stehen da und blicken auf diese Menschen hinab. Wir sehen die einzelnen Personen mit einem neutralen Gefühl. Nicht mit Liebe, nicht mit Hass, sondern mit dem Gefühl: »Aha, da ist sie. Aha, da ist er.« Nicht mehr als ein »Aha« – ganz egal, wie sehr diese Menschen uns glücklich gemacht oder verletzt haben.

Dann lassen wir einen Baum vor uns entstehen. Selbst sind wir ja drei bis vier Meter groß, so muss auch der Baum 10 bis 15 Meter groß sein. Es ist wichtig, dass er so groß ist. Umarmen wir den Baum und blicken in die Blätterkrone hinauf. Falls es uns nicht möglich ist, dieses in unserer Vorstellung zu erleben, gehen wir hinaus zu einem großen Baum und umarmen diesen. Wir riechen die Rinde, lehnen uns an ihn, blicken hinauf in die Krone. Das Erlebnis des weißen Lichts ist eingeschlossen und somit ein weiterer Bestandteil dieses PDM-Trainingserlebnisses.

Nun kennen wir die wesentlichsten Bausteine dieses Erlebnisses. Je öfter wir diese Gefühle erleben, je genauer wir diese inneren Zustände kennen, umso schneller können wir sie willentlich und jederzeit herbeiholen.

PDM-Trainingserlebnis »Selbstwirksamkeit«

Ich mache es mir bequem, bequem und behaglich.
Ich komme zur Ruhe.
Wenn ich möchte, schließe ich meine Augen.
Immer mehr Ruhe, immer mehr Frieden, immer mehr Stille.

Ich spüre den Atem kommen und gehen.
Alles andere fließt ab von mir.
Der Atem kommt und geht und kommt und geht.
Ich überlasse mich der Ruhe, dem Frieden,
der Stille.

Ich sehe eine weite Ebene vor mir.
Schön und friedlich.
Sanfte Hügel, Wiesen, Felder und dazwischen
Wälder, ich sehe Siedlungen, Ortschaften, Städte.
Ich sehe dieses schöne Land und weiß:
Es ist mein Land.
Hier regiere ich.
Ich betrachte mich. Ich stehe in prachtvollen Kleidern da und sehe mich wachsen.
Ich bin drei Meter groß.
Ich wachse weiter und bin jetzt beinahe vier Meter groß.
Ich breite meine Arme aus, ein herrliches Gefühl,
stehe da und weiß: Das ist mein Reich. In meinem Leben regiere ich.
Ich bin König, ich bin Königin in diesem Land, in meinem Land.
Gelassenheit und Sicherheit durchströmen mich.
Und Freude, nichts als Freude.
Mein Gewand ist prachtvoll, kostbar, golddurchwirkt und reich bestickt mit Edelsteinen und Perlen.
Ich spüre die Wirkung dieses Gewandes in mir.

*Nun stelle ich mir Menschen vor, mit denen ich
im Leben zu tun habe und früher hatte.
Menschen, die ich kenne.
Ich stelle sie vor meinem geistigen Auge nacheinander um mich auf.
Ich bin groß, drei, vier Meter groß, sie hingegen
sind so groß, wie sie in Wirklichkeit sind.
Nacheinander stelle ich sie alle um mich auf.
Personen aus meinem privaten Leben,
Personen aus dem beruflichen Leben,
Menschen aus meiner Kindheit und der Gegenwart, immer mehr und mehr.
Ich betrachte alle meine Bezugspersonen sorgfältig,
ich nehme mir Zeit.
Ich bin groß, und ich bin mitten unter ihnen.
Als König oder Königin.
Ich sehe sie mir an und genieße diese Sichtweise.
Jeder hat seinen Platz.
Ich trage die Verantwortung für mich, für die
Menschen, die Tiere, für die Natur.*

*Mein Kopf ist frei und weit, frei und weit.
Die Gedanken fließen klar und ruhig.
Ich bin frei und weit und überblicke mein gesamtes Leben.*

*In meiner wundervollen Größe lasse ich einen
Baum entstehen.
Einen majestätischen Baum mit starkem Stamm,*

kraftvollen Ästen und Wurzeln, die ihn fest im Boden halten, schon seit Hunderten von Jahren.
Seine Blätter glänzen und funkeln und nehmen jeden Strahl der Sonne auf.
Sie rauschen und flüstern im Wind.
Groß und mächtig stehe ich vor diesem Baum, groß und mächtig steht der Baum vor mir.
Ich blicke zu seiner Krone auf, nehme das Licht, das in den Blättern glitzert, in mir auf.
Ich spüre meine tiefe Liebe zu diesem Baum.
Ich lege meine Arme um den Stamm und die Wange auf die Rinde.
Ein wärmendes Gefühl durchströmt mich.
Ich rieche Holz und Gras und Erde, nehme alle Kraft des Baumes in mir auf.
Ich bin stark wie er.
Ich spüre die Kraft der Äste, den Halt der Wurzeln, die Leichtigkeit der sonnendurchdrungenen Blätter.
Ich spüre Kraft, Gelassenheit und Ruhe, und ich spüre Liebe.
Ich genieße das Gefühl und weiß: Ich kann es immer spüren, wenn ich will.
Die Blätter wenden sich der Sonne zu, jedes einzelne Blatt nimmt das helle, weiße Licht der Sonne auf. Dieses helle, weiße Licht fließt jetzt in mich.
Dieses Licht erfüllt jede Zelle meines Körpers, ich strahle in hellem, weißem Licht.

Jetzt regiere ich mein Leben, kraftvoll wie der Baum.

*Ich habe einen klaren Überblick über mein Leben.
Ich bin groß, und meine Meinung gilt.
Ich gehe nun als König und als Königin in dieser
erhabenen Größe durch mein ganzes Leben.*

*Ich spüre nun wieder meinen Atem.
Ich atme ein und aus und ein und aus.
Wann immer ich möchte, öffne ich die Augen und
bin wieder da, im Hier und Jetzt.
Ich strecke mich und nehme alles um mich herum
wieder wahr.
Ich bin wieder ganz da, im Hier und Jetzt.*

Versuche heute, den ganzen Tag als König oder als Königin zu verbringen. Ganz gleich, wo du dich befindest, sieh dich vor dir selbst. Dabei betrachtest du dich durch dein »geistiges Auge«, wie du dastehst und den Überblick hast. Stell dir den Baum vor, wie du ihn umarmst. Wenn du in der Bahn oder im Bus sitzt, lass die anderen, wie sie im Leben sind, rund um dich erscheinen. Du strahlst in hellem, weißem Licht. Du erlebst den Tag in prunkvollem Gewand, glänzend und golden. Du bleibst immer in der Vorstellung des Königs oder der Königin. Besonders wenn jemand schlecht mit dir umgeht, gehst du sofort in die Vorstellung des Königs oder der Königin. Die innere Bilderlandschaft im Gehirn verändert sich und passt sich den neuen Wahrnehmungen permanent an.

Bewerte einmal alle Situationen an diesem Tag als Königin oder König. Die Wahrnehmung der Außenwelt und deren Anpassung an die innere Bilderwelt – und dies auch umgekehrt – stellen einen dynamischen Prozess dar, der sich dauernd verändert. Genieße diese Sichtweise!

Vorübung zum PDM-Trainingserlebnis »Freiheit«

Riechen Sie bitte beide ausgiebig am Lesezeichen!

Machen wir gemeinsam mit unseren Gedanken eine Wanderung durch unseren eigenen Körper. Stellen wir uns die Organe so vor, wie der Text es uns nahelegt, auch wenn wir sie anders als hier dargestellt kennen sollten. Unser Emotionsgedächtnis hat glückliche Erinnerungen, wenn es sich unsere Organe als spielende und fröhliche Kinder vorstellt.

Stellen wir uns vor, wir wandern wirklich durch unseren Körper. Unser Herz winkt uns zu. Denken wir uns so in die Geschichte hinein, dass wir tatsächlich das Gefühl entwickeln, uns mit unserem Herzen gemeinsam zu bewegen. Die roten Blutkörperchen können wir als Hunderte fröh-

lich kreischende Kinder sehen, die eine Wasserrutsche hinuntersausen. Unsere Blutkörperchen tummeln sich ähnlich vergnügt herum und sind fröhlich und ausgelassen!

Die Lunge stellen wir uns pausbäckig vor. Im Magen sind viele kleine Männchen, die unsere Nahrung empfangen und zerkleinern. Sie geben die Teile an den Darm weiter. Der Darm knetet und knetet lustvoll vor sich hin und gibt die »guten Bausteine« an unseren Körper ab.

PDM-Trainingserlebnis »Freiheit«

Ich mache es mir bequem, bequem und behaglich.
Mein Körper und meine Gedanken kommen zur Ruhe.
Alles ist ruhig, ich bin ganz ruhig.
Ich schließe meine Augen oder blicke in die Ferne, ich bin ganz ruhig.
Ich beobachte meinen Atem.
Und spüre, wie mein Atem kommt und geht.
Die Luft durchströmt meine Lungen und fließt durch meinen ganzen Körper.
Alles fließt – ich atme ein und aus.

Ich lockere meinen Körper.
Ich lockere meine Stirn, meine Augen.
Ich lockere meine Nase, meine Ohren.
Mein Kopf ist frei und weit.

*Ich lockere meine Wangen, meine Lippen und
mein Kinn –
alles ist ganz locker und gelöst.*

*Eine wohlige Wärme durchströmt meinen ganzen
Körper.
Bei der Wirbelsäule oben anfangend lockere ich
Wirbel für Wirbel.
Ich lockere meinen Hals, meinen Nacken, meine
Schultern, meinen Rücken, meine Arme.
Die Schultern, mein ganzer Rücken, jeder einzelne
Muskel ist locker und gelöst –
alles ist ganz locker und gelöst.*

*Ich lockere den Bereich um meinen Nabel,
mein Becken, meine Beine, meine Knie,
meine Waden, meine Füße –
jeder einzelne Muskel ist locker und gelöst.*

*Vor meinem inneren Auge lasse ich eine Lichtsäule
in meinem Körper entstehen.
Die Lichtsäule strahlt von meinem Beckenboden
ausgehend
über den Bereich des Nabels,
am Herzen vorbei,
hinauf zu meinem Hals, bis in die Mitte des Kopfes.
Die Lichtsäule erstrahlt in weißem Licht.
Ich dehne diese Lichtsäule aus.
In meinem Körper dehnt sich das weiße Licht weit aus.*

*Mein ganzer Körper ist hell erleuchtet, ist voll
mit diesem strahlend weißen Licht.
Jetzt dehne ich das Licht noch weiter aus.
Das Licht leuchtet nach außen.
Wie eine Lichtquelle leuchte ich nach außen.*

*Ich dehne das Licht noch weiter aus, wie ein Lichtball dehnt sich das Licht um mich herum aus.
Ich strahle im ganzen Raum.
Ich drehe das Licht noch weiter auf und strahle
über das ganze Haus hinaus.
Ich dehne das Licht aus, so weit ich möchte.
Vielleicht über das ganze Land, über die ganze Welt.
Ich strahle jetzt in weißem Licht.*

*Vor meinem inneren Auge mache ich mich jetzt
auf den Weg.
Ich begebe mich auf eine Wanderung durch
meinen Körper.
Ich komme an meinem Herzen vorbei, das da fröhlich pumpt und pumpt
und rhythmisch und leicht von meinem Atem Luft
zugefächelt bekommt.
Mein Herz lacht und winkt mir zu,
sein Schlagen und sein Pumpen machen mir Freude,
machen mir Lust, Lust an der Bewegung.
Ich lache und ich springe wie mein Herz.
Ich sehe, wie es sich ausdehnt, breit und kräftig
und elastisch.*

Dann drückt es kraftvoll mein Blut voll Sauerstoff durch die Adern, die Venen, bis in jede Faser meines Körpers.
Sicher, fröhlich und verspielt.

Ich sehe die Blutkörperchen wie spielende Kinder voller Wonne im Lebenssaft schwimmen, rutschen, planschen und tollen.
Sie lachen vor Vergnügen.
Jeder Herzschlag tut mir wohl.
Ich spüre Freude, und ich spüre Dankbarkeit.
Mein Herz ist nur für mich da und hält mein Leben aufrecht und im Fluss.
Mit jedem Herzschlag strömt Freude durch mich.
Mit jedem Herzschlag strömt Lebenslust durch mich.
Mit jedem Herzschlag strömt Kraft durch mich.
Mit jedem Herzschlag strömt Gesundheit und Behagen durch mich.
Mit jedem Herzschlag strömt Leichtigkeit und Fröhlichkeit durch mich.
Mit jedem Herzschlag strömt Liebe durch mich.
Mein Herz schlägt nur für mich.

Ich sehe meine Lunge.
Sie strahlt in ihrer zarten rosa Farbe und lacht mir zu.
Sie bläst sich auf, holt Luft und Kraft und gibt sie an mich weiter, fröhlich, kräftig, spielerisch.
Ich atme mit ihr ein und aus und ein und aus.

*Wie sich die Lunge dehnt und wie sie reine Luft in mich holt
und wie sie schließlich alles ausstößt, was gar nicht zu mir gehört.
Meine Lunge, wie sie atmet, atmet nur für mich und für mein Leben.
Sie macht mein Leben frei und rein.
Mit jedem Atemzug strömt Liebe durch meinen Körper.*

*Jetzt sehe ich meinen Magen.
Voller Lust empfängt er Nahrung, die mich stärkt und die mir guttut.
Er gibt sie weiter an den Darm, der sie zerkleinert und verwandelt.
Die guten Stoffe gibt er an mich weiter,
sie stärken mich, sie halten mich, lassen mich leben und gedeihen.
Ich sehe den Darm beim heftigen Kneten und lustvollen Werken.
Ich sehe, wie er die kleinen Bausteine verwertet und an den Körper abgibt.
Den Rest scheidet er lustvoll aus.
Ich sehe meine Leber, die mitten in mir auf mich schaut.
Meiner Leber entgeht nichts.
Sie weiß alles.
Sie reinigt, und sie putzt, und sie macht klar und frei.*

Ich sehe meine Organe wie eine fröhliche und spielerische Gruppe in mir werken.
Alles funktioniert tanzend und fließend.

Dankbar und vergnügt sehe ich, wie sich in meinem Körper alles wunderbar zusammenfügt.
Das Leben meiner Organe ist ein Fest voll Freude und Energie.
Ich spüre die Leichtigkeit, die Lebenslust und die Liebe in mir.
Alle diese Gefühle streicheln und pflegen meine Gesundheit und mein Glück.
Ich liebe das Leben!
Die Freude erregt meinen ganzen Körper.

Ich spüre wieder meinen Atem, ich spüre, wie der Atem kommt und geht.
Ich spanne nun wieder meinen Körper an,
spanne ganz sanft meine Muskeln.
Ich spanne sanft meine Füße an, meine Waden.
Von meiner Wirbelsäule ausgehend spanne ich mein Becken,
den Bereich um meinen Nabel,
spanne langsam meinen Rücken,
meine Schulterblätter und meine Brust.
Ich spanne meinen Nacken, meinen Hals,
mein Kinn,
meine Wangen, meine Lippen und meine Stirn.
Ich spüre nun wieder meinen Atem,

ich atme ein und aus, ein und aus.
Wann immer ich möchte, öffne ich die Augen
und bin wieder da, im Hier und Jetzt.
Ich strecke mich und nehme alles um mich herum
wieder wahr.

Ich bin wieder ganz da, im Hier und Jetzt!

Verbringe heute den ganzen Tag mit spielenden Organen. Ganz gleich, wo du dich befindest: Sieh dein Herz vor dir, wie es pumpt! Stell dir die Blutkörperchen vor, wie sie rutschen, wie sie planschen! Wenn du mit dem Auto fährst oder in der Bahn sitzt, lass den Darm lustvoll kneten, die rosa Lunge blasen. Erlebe den Tag mit spielenden Organen!

Wenn jemand dich auf dein Rauchverhalten anspricht, stell dir deine Lunge rosa, blasend und spielend vor. Bleibe immer in der Vorstellung der lustvoll sich zuarbeitenden Organe. Die innere Bilderlandschaft im Gehirn verändert sich laufend und passt sich den neuen Wahrnehmungen permanent an. Die Wahrnehmung der Außenwelt und ihre Anpassung an die innere Bilderwelt – wie auch umgekehrt – stellen einen dynamischen Prozess dar, der dauernd passiert. Versuche, alle Erlebnisse dieses Tages mit laut lachenden und spielenden Organen zu bewerten. Genieße diese Sichtweise!

Vorübung zum PDM-Trainingserlebnis »Selbstzufriedenheit«

Riechen Sie bitte beide ausgiebig am Lesezeichen!

Kinder werden automatisch selbst Helden von Geschichten. Bei der Meditation machen wir es auch so! Erleben wir die Erzählung, als würden wir alles selbst spüren. Das Gedächtnis muss alle Nervenzellen, die etwa mit einer bunten Blumenwiese zu tun haben, aktivieren können. Vielleicht erinnern wir uns an eine Biene, die an Blüten saugt. Dann hat unsere innere Bilderlandschaft eine weitere Vertiefung im Gehirn. Wir haben die Erinnerung an diese Bilder vertieft und damit gelernt. Sehen wir das nächste Mal eine bunte Wiese und eine Biene auf einer Blume, erleben wir dieses Ereignis wieder mit dem derzeitigen Gefühl. Vielleicht können wir uns so weit trainieren. Probieren wir es aus!

Für diese Übung der psychodynamischen Meditation brauchen wir vielleicht ein Erinnerungsbild: Wie haben wir als Baby ausgesehen? Nehmen wir ein Babyfoto von uns zur Hand. Vertiefen wir damit unsere Erinnerung.

In dieser Meditation hältst du dich als Baby selbst im Arm und fütterst dich mit Brei. Du saugst als Baby intensiv am süßen Brei, der durch die kleinen Öffnungen am Sauger strömt. Dadurch bekommst du eine innere Vorstellung vom Zufriedensein. Die Industrie produziert Fläschchen-Sauger mit möglichst großen Öffnungen. Sie sollen so groß sein, damit der Säugling möglichst rasch satt wird. Bei dieser Fütterung wird er zwar körperlich satt, aber sein Gehirn hat keine Zeit, das Gefühl »zufrieden« abzuspeichern und nervlich zu vernetzen.

Nimm dir die Zeit! Mit diesem Erlebnis legen wir variantenreiche Spuren im Gehirn an, die eine Vielfalt von Zufriedenheitserlebnissen vermitteln. Nütze diese Gelegenheit, lass dich als Baby saugen und sieh dabei zu, wie du wächst und dich kerngesund entwickelst. Dabei drängen sich oft Bilder von eigenen oder verwandten Kindern auf. Konzentriere dich bitte darauf, dass es sich tatsächlich um dich selbst handelt. Spüre das Gefühl, wie es ist, sich selbst zu halten!

Dann wirst du dich als eineinhalbjähriges Kind sehen. Bedenke, mit welcher Freude und Ausdauer Kinder ihre ersten Schritte versuchen. Sie ziehen sich an Möbeln hoch, fallen wieder hin. Dann endlich das erste Gehen! Was für Glucksen und Lachen, was für Freude! Erinnere dich daran, und schau dir selbst genau dabei zu, wie du deine ersten Schritte machst. Freu dich über deine ersten Schritte! In der nächsten Phase, in der du dich selbst hältst, bist du drei Jahre alt. Versuche dich daran zu erinnern, wie du damals ausgesehen hast.

Dem folgt das siebenjährige Kind, wie es sich bewusst über das Lösen kleiner Rätsel freut. Das 14-jährige Kind. Mit 14 warst du beinahe so groß wie heute. Du stehst als 14-jähriges Kind vor dir, und du umarmst es.

Denke daran, dass es sich um ein Trainingserlebnis handelt. Diese Geschichten wollen eingeübt sein. Je besser du die inneren Zustände der Geschichten kennst, desto leichter fällt es, sie jederzeit abzurufen. Vielen fällt es zunächst schwer, sich als 14-Jährige selbst zu umarmen. Übe bitte trotzdem. Es wird bald funktionieren.

Das nächste innere Bild ist die Umarmung der erwachsenen Person. Streichle über deinen Hinterkopf, um ein »Gefühlsbild« dafür zu bekommen. Fühle, wie sich dein Rücken und dein Gesäß anfühlen, wenn du im Arm gehalten wirst. Im letzten Bild erlebst du die Umarmung als 100-Jähriger. Blicke in deine strahlenden, alten Augen, die von einem vielfältigen Leben erzählen.

Spüre genau diese Gefühle, während du das Trainingserlebnis hörst. Dabei werden jene Bilder aktiviert und Hormone ausgeschüttet, die wir alle dringend brauchen.

Mit dieser Übung kannst du das Gefühl entwickeln, dir selbst heilig zu sein. Man achtet da-

nach besser darauf, wie mit einem umgegangen wird. Du wirst danach sagen: Ich habe mich wieder klar wahrgenommen. Ich bin da, ich spüre mich, ich passe gut auf mich auf. Ich spüre, ob das momentan Geschehende mir guttut oder nicht. Ich habe die Verpflichtung, auf mich aufzupassen, weil ich lebe. Ich bin mir heilig!

PDM-Trainingserlebnis »Selbstzufriedenheit«

Ich mache es mir bequem.
Bequem und behaglich.
Ich komme zur Ruhe.
Wenn ich möchte, schließe ich meine Augen.
Immer mehr Ruhe, immer mehr Frieden, immer mehr Stille.
Ich spüre den Atem kommen und gehen.
Alles andere fließt ab von mir.
Der Atem kommt und geht und kommt und geht.
Ich überlasse mich der Ruhe, dem Frieden, der Stille.
Ich sehe mich jetzt als Baby vor mir.
Ich nehme dieses Baby in den Arm.
Ich halte mich als Baby und spüre die Wange des Babys auf meiner Wange.
Ich streichle den Kopf des Babys und spüre eine tiefe Verbundenheit zu diesem Baby.
Ich halte es im Arm und spüre diese tiefe innige Liebe.

Ich gebe dem Baby zu essen.
Ich habe eine Flasche mit warmem, süßem Brei.
Der Sauger an der Flasche hat kleine Öffnungen.
Lustvoll saugt das Baby an dem Sauger,
und je mehr das Baby saugt,
umso mehr wird der süße Brei in der Flasche.
Das Baby saugt und saugt.
Die Nahrung fließt in jede Zelle des Körpers.
Ich sehe, wie die Nahrung überall hinfließt.
Ich sehe mir dabei zu, wie ich als Baby wachse.
Ich bin kerngesund und lache vor Vergnügen.

Nun sehe mich im Alter von eineinhalb Jahren.
Ich beobachte mich dabei, wie ich die ersten Schritte mache.
Ich richte mich auf und gehe meine ersten Schritte.
Ich quietsche und kreische vor lauter Freude an meiner Bewegung.
Ich kann gehen!
Ich nehme jetzt das kleine Kind in den Arm,
spüre die freudig erhitzte Wange auf meiner Wange und spüre meine tiefe Liebe zu diesem kleinen Kind.
Ich spüre diese tiefe Liebe zu mir.
Ich sehe mich nun im Alter von drei Jahren.
Ich habe mich als Kind im Arm.
Ich halte mich als Kind und spüre die Wange des Kindes auf meiner Wange.
Ich höre mir beim Sprechen zu.

Ich streichle den Kopf des Kindes und spüre meine tiefe Liebe zu diesem Kind.
Ich halte es im Arm und spüre tiefe Liebe zu mir.

Ich sehe mich jetzt als Kind von ungefähr sieben Jahren:
Wie mich kleine Aufgaben anfeuern,
wie ich mit Begeisterung Probleme löse.
Dieser Stolz in den strahlenden Augen.
Ich spüre die Wange an meiner Wange, streichle den Kopf und spüre die tiefe Liebe zu diesem Kind.
Ich spüre diese tiefe Liebe zu mir.

Das Kind ist nun 14 Jahre alt.
Ich sehe es in seinen Widersprüchen.
Wo findet es seinen Platz in dieser Welt?
Ich habe dieses Kind im Arm.
Ich halte dieses große Kind und spüre die Wange auf meiner Wange,
ich streichle den Kopf dieses 14-jährigen Kindes und spüre eine tiefe Liebe.
Ich halte es im Arm und spüre diese tiefe Liebe zu mir.
Ich halte dieses Kind.
Jetzt ist es erwachsen.
Ich halte mich im Arm.
Ich spüre meinen Rücken in meinen Handflächen.
Ich spüre meinen Körper in meinen Armen.
Ich spüre meine Wange auf meiner Wange und

streichle sanft meinen Kopf.
Ich spüre meine tiefe Liebe zu mir.

Nun sehe ich mich im Alter von 100 Jahren.
Viele Falten durchziehen mein Gesicht.
Strahlende Augen erzählen von einem erfüllten Leben.
Meine Worte spiegeln manches Mal meine Kindlichkeit,
manches Mal meine Weisheit und Geborgenheit wider.

Ich halte mich im Arm.
Ich spüre meine feinen Glieder.
Ich spüre meinen alten Körper in meinen Armen.
Ich spüre meine Wange auf meiner Wange und ich streichle sanft meinen Kopf.
Ich spüre meine tiefe Liebe zu mir.

Ich genieße diese Gefühle und ich weiß,
ich halte mich im Arm, ich bin immer bei mir.
Was immer ich mache, ich halte mich an der Hand.
Ich habe mich im Arm.
Ich bin immer bei mir.
Ich gebe Acht auf mich.
Ich passe immer gut auf mich auf.
Eine tiefe innere Ruhe breitet sich in mir aus.
Ich bin ganz ruhig.
Auf mich kann ich mich immer verlassen.

Ich spüre diese tiefe innere Liebe zu mir und bin dankbar, dass es mich gibt.

Ich spüre nun wieder meinen Atem.
Ich atme ein und aus und ein und aus.
Wann immer ich möchte, öffne ich die Augen und bin wieder da, im Hier und Jetzt.
Ich strecke mich und nehme alles um mich herum wieder wahr.
Ich bin wieder ganz da, im Hier und Jetzt.

Verbringe den heutigen Tag damit, dass du dich selbst bei allen sich bietenden Gelegenheiten umarmst. Fühle, wie es ist, dich an der Hand zu halten, während du Verhandlungen führst. Streichle in deiner Fantasie deine Wangen, während du kochst. Sieh dich bei deinen ersten Schritten und spüre diese Freude. Bewerte einmal die Erlebnisse des Tages auf der Grundlage des »Selbst-gehalten-Werdens«. Genieße diese Sichtweise!

Vorübung zum PDM-Trainingserlebnis »Selbstachtung«

Riechen Sie bitte beide ausgiebig am Lesezeichen!

In dem folgenden PDM-Trainingserlebnis gehen wir in unserer Fantasie über matschige, lehmige Erde. Wir gehen ohne Schuhe und spüren den feuchten Boden. Wir entdecken, dass man aus dieser tonigen Erde Dinge formen kann. Wir formen Gefäße, Skulpturen und vieles mehr. Dann wandern wir weiter, entdecken ein weißes Haus und gehen hinein. Wir hinterlassen erdige Spuren auf dem Fußboden, wandern durch das ganze Haus und verlassen es dann wieder.

Vor dem Haus entdecken wir jetzt einen prachtvollen Brunnen mit hübschen, wasserspeienden Statuen. Wir nehmen ein angenehmes Bad, und das Wasser plätschert von den Statuen auf uns nieder. Menschen kommen vorbei und entdecken unsere Werke aus Ton. Die Menschen wollen unsere Werke genießen. Sie geben uns Gold dafür. Sie werfen feine, federleichte, glitzernde Goldmünzen in den Brunnen. Immer mehr und mehr, bis ein richtiger Goldregen auf uns niederprasselt.

Bedenken wir dabei, dass Gedanken um Erziehung oder ähnliche Kontexte uns nicht stören sollten. Lassen wir diese einfach wie Wolken vorbeiziehen. Hier geht es um ein Trainingserlebnis, bei dem der Verstand uns keine Einschränkungen bringen soll.

PDM-Trainingserlebnis »Selbstachtung«

*Ich mache es mir bequem, bequem und behaglich.
Ich komme zur Ruhe.
Wenn ich möchte, schließe ich meine Augen.
Immer mehr Ruhe, immer mehr Frieden, immer mehr Stille.
Ich spüre den Atem kommen und gehen.
Alles andere fließt ab von mir.
Der Atem kommt und geht, kommt und geht.
Ich überlasse mich der Ruhe, dem Frieden, der Stille.
Es ist alles gut, jetzt ist alles gut!*

*Ich setze mich auf den Boden und spiele mit der Erde.
Die Lust, Krüge und Gefäße zu gestalten, überwältigt mich.
Ich nehme einen Klumpen Ton und beginne,
an einer Drehscheibe zu formen und zu gestalten.*

Die Werkzeuge und Gefäße, Skulpturen und Töpfe nehmen herrliche Formen an.
Stunde um Stunde entstehen neue Figuren und Formen.
Ich habe schwarze Erde, rote Erde, gelbe Erde, weiße Erde
und bemale damit meine Werke.

Völlig erschöpft und freudig erregt betrachte ich meine Werke.

Ich genieße das Spiel mit der nassen Erde
und wälze mich mit Lust und Wonne in diesem Schlamm.

Ich schaue mich dabei um und entdecke ein strahlend weißes Haus.
Ich stehe auf – und gehe hin zu diesem Haus.
Auf meinem Weg dorthin überfällt mich eine tiefe Freude und Lust darauf, das Haus zu erforschen.
Ich öffne die Türe und gehe hinein.
Alles ist leer.
Vollkommen leer.

Und während ich so dastehe, entdecke ich Fuß-spuren – meine Fußspuren.
Die nasse Erde fließt von meinem Körper.
Wilde Muster und Formen nehmen Gestalt an.

*Staunend erkenne ich, wie diese Muster und
Formen in verschiedenen Farben erstrahlen.
Immer deutlicher erkenne ich jetzt, wie das
Haus auf die fließende Erde reagiert.
Voller Freude hole ich immer mehr von diesem
Schlamm.
Ich klatsche die Wände damit voll.
Alles tropft und fließt.
Herrlich!
Bei jeder Berührung des Schlammes geschieht
eine wunderbare Verwandlung.*

*Das Haus wird immer lebendiger, angenehmer.
Ich genieße dieses Haus.
Ich erkenne, es ist mein Haus.*

*Die bunten Wände geben mir Schutz,
die Fenster lassen das Licht im Raum spielen.
Das Licht wandert mit der Sonne an verschiedene
Plätze im Raum.*

*Ich sehe das Leben, ich sehe die Zeit.
Ich wandere durch das ganze Haus, gehe von
Raum zu Raum
und erfreue mich an den Spuren, die ich hinter-
lasse.
Durch eine weite Tür erreiche ich wieder den
Eingang.
Ich verlasse mein Haus.*

Ein wunderschöner Brunnen mit malerischen Gestalten und Märchenfiguren ziert den Platz davor.
Aus vielen Öffnungen sprudelt Wasser und lädt mich ein, zu baden.
Ich steige in das Wasser und breite meine Arme weit aus.
Das Wasser umschmiegt mich.
Ich trinke und trinke von diesem Wasser und bade.
Ich stehe in diesem prunkvollen Brunnen und genieße die Gelassenheit des Ausdrucks in den Gesichtern der verschiedenen Figuren.

Es kommen viele Menschen auf mich zu und betrachten meine Werke.
Meine Werke entzücken die Menschen und bereiten ihnen ein zartes Wohlgefühl.

Ich verteile meine Werke unter den Menschen, und sie geben mir dafür Gold.
Viele kleine Goldmünzen werfen sie in den Brunnen aus lauter Freude und Glück über die beeindruckenden Werke.
Es wird immer mehr Gold.
Aus allen Gestalten des Brunnens fallen plötzlich feine Goldmünzen auf mich nieder.
Sie sind warm und angenehm.
Das Gold prickelt auf meiner Haut.

Ich bade und tanze in dem Gold.
Ich fühle das Gold.
An mich kommt nur Gold heran.

Erfüllt von dieser Erkenntnis, steige ich aus dem
Brunnen.
Ich schaue in den Himmel, und es fällt ein feiner,
zarter Goldregen aus lauter kleinen,
federleichten Goldmünzen auf mich herab.
Der ganze Himmel ist golden und glitzert und
funkelt in der Sonne.
Ich laufe und tanze im Regen aus feinen Gold-
münzen.

Das Gold sammelt sich auf der Erde.
Ich kann schon mit den Zehen darin spielen.
Das Gold streichelt meine Haut.
Es reicht jetzt schon bis zu den Knien.
Ich fasse mit beiden Händen tief in das Gold und
werfe die Münzen in die Luft.
Der Goldregen prasselt auf mich nieder.
Voller Freude tanze und spiele ich in diesem
Goldregen.

Ich betrachte noch einmal ganz genau dieses
Glitzern und Flimmern in der Luft
– die feinen Goldmünzen –, und ich lasse den
Goldregen langsam enden.
Ich spüre das Kribbeln auf meiner Haut und die

Sonne meinen Körper erwärmen.
Ich fühle meinen Wert.
Ab jetzt lasse ich nur noch Gold an mich heran.
Ich genieße all diese Gefühle und weiß, wann immer ich möchte,
kann ich den Goldregen auf mich niederprasseln lassen und in meinem Brunnen in Goldmünzen spielen.
Jederzeit kann ich wählen, ob ich gerade Wasser will oder Gold.
Ganz wie es mir gefällt.

Es ist herrlich, ich fühle mich durchwärmt und golden.
Wann immer ich will, wird das, was ich mache, zu Gold.
Ein Glanz und ein strahlendes Gefühl durchströmen mich.

Ich spüre nun wieder meinen Atem.
Ich atme ein und aus und ein und aus.
Wann immer ich möchte, öffne ich die Augen und bin wieder da, im Hier und Jetzt.
Ich strecke mich und nehme alles um mich herum wieder wahr.

Ich bin wieder ganz da, im Hier und Jetzt!

Verbringe heute den ganzen Tag im Goldbad. Ganz gleich, wo du dich befindest, sieh dich selbst, wie du dastehst und der Goldregen auf dich niederprasselt. Stell dir die Spuren im Haus vor, wie du dich im Schlamm wälzt. Wenn du in der Bahn sitzt, lass den Goldregen auf dich fallen. Erlebe den Tag glänzend und golden. Verweile immer lange in dieser Vorstellung. Besonders dann, wenn jemand schlecht mit dir umgeht, lass sofort den Goldregen auf dich fallen. Federleichte Goldmünzen. Die innere Bilderlandschaft im Gehirn verändert und passt sich den neuen Wahrnehmungen permanent an. Bewerte einmal alle Situationen dieses Tages mit Gold. Die Wahrnehmung der Außenwelt und die Anpassung an die innere Bilderwelt – wie auch umgekehrt – stellen einen dynamischen Prozess dar und verändern sich dauernd. Genieße diese Sichtweise!

Vorübung zum PDM-Trainingserlebnis »Selbstvertrauen«

Riechen Sie bitte beide ausgiebig am Lesezeichen!

In der folgenden Meditation begeben wir uns in einem Inselparadies auf Entdeckungsreise. Die

Meditation führt uns auf eine traumhafte Insel, wo wir gastfreundlichen und warmherzigen Menschen begegnen. Uns wird bewusst, dass wir wie Robinson Crusoe allein Herausforderungen annehmen und uns auf die Reise begeben können. Wir sind gut aufgeboben auf dieser Welt und können uns ihr ganz anvertrauen.

PDM-Trainingserlebnis »Selbstvertrauen«

Ich mache es mir bequem, bequem und behaglich.
Wenn ich möchte, schließe ich meine Augen.
Ich komme zur Ruhe. In meinem Körper, in meinem Geist.
Immer mehr Ruhe, immer mehr Frieden, immer mehr Stille.
Ich spüre den Atem kommen und gehen.
Alles andere fließt von mir ab.
Der Atem kommt und geht und kommt und geht.
Ich überlasse mich der Ruhe, dem Frieden, der Stille.

Es ist alles gut, jetzt ist alles gut.

Vor meinem inneren Auge sehe ich einen wunderschönen Strand.
Ich liege im warmen Sand, spüre, wie die Wellen sanft meinen Körper umspülen.
Ich fühle die Wärme der Sonne auf meiner Haut.

*Ich bemerke, wie mich jemand zärtlich berührt
und meine Wangen streichelt.
Ich blicke in ein freundlich lächelndes Gesicht.
Ich kenne den Fremden nicht, und doch ist mir
der Klang seiner Stimme so vertraut.
Seine Haut glänzt im Sonnenlicht.
Seine Augen spiegeln die Tiefe des Meeres,
und in seinem warmen Blick spüre ich
Geborgenheit.*

*Nun richtet er sich auf und fordert mich auf,
ihm zu folgen.
Erst jetzt entdecke ich eine herrliche Insel-
landschaft um mich herum.
Eine Bucht mit strahlend weißem Sand und
türkisblauem Wasser.
Saftiges Grün von tropischen Pflanzen und
Sträuchern, üppige Kokospalmen und Bananen-
bäume umgeben mich.*

*Wir machen uns auf den Weg.
Unter der Führung meines Begleiters betrete ich
den Dschungel.
Eine feuchte Schwüle strömt mir entgegen.
Ich tauche ganz ein in die Geräusche und Düfte
des Urwaldes.
Überall ein Flattern und Knistern, ein Surren,
ein Summen.
In der Ferne höre ich Trommelklänge.*

Mit jedem Schritt werden sie lauter und lauter.
Immer deutlicher mischen sich dazu auch Stimmen und rhythmischer Gesang.
Mehr und mehr Licht dringt durch den dichten Urwald,
und wir erreichen eine Lichtung.

Vor uns liegt ein Dorf.
Die Abendsonne taucht die Hütten in ein warmes Rot.
Ein Duft von süßen Speisen dringt zu uns herüber.
Die Bewohner feiern gerade ein Fest.
Plötzlich spüre ich, dass ich Hunger habe,
und im selben Moment nimmt mein Begleiter meine Hand und führt mich in sein Dorf.
Bunt bemalte Männer und geschmückte Frauen sitzen um ein Feuer herum.
Ihre strahlenden Gesichter und ihre liebevollen Blicke laden mich ein, in ihrem Kreis Platz zu nehmen.

Schalen werden herumgereicht, und ein feiner Duft dringt in meine Nase.
Ich koste von diesem herrlichen Mahl.
Der süße Geschmack zerfließt auf meiner Zunge und verführt mich, immer mehr zu nehmen, immer mehr zu essen.
Mit all meinen Sinnen genieße ich dieses Festmahl.
Mit all meinen Sinnen kaue und sauge ich – ich

schmatze und schlürfe und nehme alles lustvoll in mich auf.

*Je mehr ich esse, desto mehr geben sie mir.
Ich sauge und schlürfe, ich schlucke und genieße, ich esse und esse und bin schließlich vollkommen satt.
Ich spüre das angenehme Gefühl der Fülle.
Ich reiche nun die Schale an meinen Nachbarn weiter, und er nimmt sie freudvoll entgegen.*

*Trommeln und rhythmischer Gesang fangen meine Aufmerksamkeit wieder ein.
Immer mehr Menschen aus dem Dorf machen sich mit tanzenden Bewegungen auf den Weg zum Strand.
Mein Begleiter übergibt mir eine Fackel, und wir schließen uns der ziehenden Gruppe an.*

*Am Strand leuchten bereits viele Fackeln, und der Vollmond taucht die Bucht in ein mystisches Licht.
Das Rauschen des Meeres, die Laute des Urwaldes, der Rhythmus der Trommeln, die singenden und tanzenden Menschen – all das verschmilzt zu einem gewaltigen Naturgesang.*

Eine laue Meeresbrise weht uns entgegen, als wir uns den Feiernden nähern.

Männer und Frauen drehen sich wie Kreisel.
Ich tanze mit.
Ich drehe mich und kreise,
und mein Tanz wird so regelmäßig und langsam,
dass sich der Himmel in zwei Scheiben
verwandelt,
in dunkle, tiefblaue Scheiben, die mich im
Gleichgewicht halten.

Ich konzentriere mich auf den Mond.
Sein Hof ist ganz hell.
Er taucht den Strand in ein silbernes Licht.
Die Bäume, der Himmel, alles verschwindet um
mich, geht ineinander über und wird eins.

Eine Mischung verschiedenster Düfte liegt in
der Luft.

Die tanzende Gruppe bewegt sich jetzt auf den
lehmigen Schlamm des Strandes zu.
Schritt für Schritt sinken unsere Füße in den
weichen Boden.
Wir legen uns ganz hinein in den warmen,
lehmigen Schlamm und beginnen, uns langsam
gegenseitig damit einzureiben.
Ich stehe jetzt da, mein Körper, meine Haare,
mein Gesicht,
alles ist eingehüllt mit dieser weichen schmierigen Erde.

*Ich spüre, wie sich die massierenden Hände langsam
auf und ab über meinen Rücken bewegen.
Der Druck der Hände bewegt sich von meinem Nacken die Wirbelsäule entlang.
Ich spüre, wie alle Wirbel sich nacheinander lockern.
Meine Wirbelsäule ist weit ausgedehnt und geschmeidig wie ein biegsamer Halm.
Ich sehe den Mond, ich höre die Musik.
Ich genieße die gleitenden Hände auf meiner Haut.
Schritt für Schritt dehnt sich ein Vibrieren über mein Becken,
meinen Nabel und strahlt von dort in alle Richtungen aus.
Wie einen langen, tiefen Ton spüre ich
das Vibrieren in meinem ganzen Körper.
Ich tanze wie ein Halm im Wind,
immer fordernder werden meine Bewegungen,
immer stärker wird mein Verlangen.
Die massierenden Hände bewegen sich meinen Körper entlang.
Ich gebe mich vollständig hin.
Ich lasse mich treiben.
Im gemeinsamen Rhythmus steigern sich meine Gefühle zu einer wundervollen, lustvollen Extase.*

Jetzt spüre ich meine ganze Kraft.
Sie strömt durch mich hindurch, in jede Zelle
meines Körpers.
Ich bin vollständig gelöst –
ich bin vollständig frei.
Ich bin frei.
Im hellen Mondschein gehen wir zum Meer.
Eine laue Brise weht uns entgegen, und der
volle Duft des Meeres entfaltet sich.
Ein herrliches Gefühl.
Nun tauche ich ganz ein und spüre das warme
Wasser meine Haut streicheln.
Ich gleite durch die Wogen, lasse mich von
ihnen tragen und treiben.
Ich schwimme mal über Wasser, mal unter Wasser.
Ich genieße diese Leichtigkeit.

Ich bin frei!

Ich erreiche wieder das Ufer und lege mich
in den weichen, warmen Sand.
Herrlich!
Ich atme tief ein und aus, ein und aus –
ich bin frei!
Ich erkenne, was mir guttut.
Ich bin glücklich, dankbar für alles, was ich
soeben erlebte und jeden Augenblick erlebe.

Ich bin dankbar für mein einzigartiges Leben.
Ich spüre nun wieder meinen Atem, ich atme ein
und aus und ein und aus.
Wann immer ich möchte, öffne ich die Augen
und bin wieder da, im Hier und Jetzt.
Ich strecke mich und nehme alles um mich
herum wieder wahr.

Ich bin wieder ganz da, im Hier und Jetzt!

Verbringe heute den Tag in der Gesellschaft von liebevollen und verwöhnenden Menschen. Spüre die massierenden Hände auf deiner Haut, egal, wo du gerade bist. Umgib dich mit Menschen, mit denen du genussvoll essen und feiern kannst. Versuche, dir in allen Menschen, denen du heute begegnest, diese liebevolle, fürsorgliche Haltung dir gegenüber vorzustellen. Es ist ihnen ganz egal, welche Defizite du hast, sie nehmen dich liebevoll mit Fürsorge und Zärtlichkeit auf. Du wirst sehen, wie wohl es tut, sich gut aufgehoben zu fühlen. Lass dich innerlich nicht von dieser Sichtweise abbringen, und betrachte die Menschen, denen du begegnest, einfach in dieser Art, egal wie sie sind. Genieße diese Sichtweise!

Vorübung zum PDM-Trainingserlebnis »Energie«

Riechen Sie bitte beide ausgiebig am Lesezeichen!

Im folgenden Trainingserlebnis sehen wir Menschen mit unterschiedlichen Figuren, die innerlich vertrocknet und ausgehungert sind. Wir brauchen Energie und Nährstoffe, um gesund und glücklich sein zu können. Unsere Ernährungsweise achtet oft nur auf Energie und vernachlässigt Nährstoffe. Brot, Nudeln, Milchprodukte, Fleisch und Fisch sind ausschließlich Energielieferanten. Ungekochtes Obst, leicht gegartes Gemüse, Bohnen, Erbsen, Linsen, Sprossen und volle Körner enthalten dagegen beides – Energie und Nährstoffe. Wie befinden uns zunehmend in einer Wissens- und Informationsgesellschaft. Das heißt, wir arbeiten kaum mehr körperlich, haben unsere Ernährung aber nicht daran angepasst.

Zahlreiche Studien belegen, dass wir am besten gesund bleiben, Krebs vorbeugen und uns vital fühlen, wenn wir frisches Obst, Nüsse und Gemüse essen. 90 Prozent Prozent der Energie (Kalorien) unserer Nahrung sollte daraus bestehen und nur 10 Prozent aus Nudeln, Fett, Reis, Kartoffeln,

Fleisch oder Fisch und Milchprodukten. Wenn wir uns daran halten, haben wir genug Energie, uns täglich zu bewegen oder Sport zu treiben, normal zu arbeiten, zu unseren Familien und Freunden Kontakt zu halten und bleiben gesund und wach.

Die Meditation führt uns in eine lustvolle und üppige Welt von Früchten, schmackhaftem Gemüse, kräftigen Bohnen und Körnern, feinen Ölen und Gewürzen.

PDM-Trainingserlebnis »Energie«

Ich mache es mir bequem, bequem und behaglich.
Mein Körper und meine Gedanken kommen zur Ruhe.
Alles ist ruhig, ich bin ganz ruhig.
Ich schließe meine Augen oder blicke in die Ferne, ich bin ganz ruhig, ich beobachte meinen Atem.
Und spüre, wie mein Atem kommt und geht.
Die Luft durchströmt meine Lungen, alles fließt –
ich atme ein und aus.

Während mein Atem kommt und geht, lasse ich ihn tiefer werden, ruhiger werden.
Ich richte meine Aufmerksamkeit nach innen und nehme mich wahr.
Meine Atmung wird immer ruhiger immer tiefer.
Immer mehr Stille macht sich in mir breit.

Ruhe, Stille und Frieden.

Ich werde immer leichter, immer freier.
Ich bin leicht und frei.

Alles ist gut! Jetzt ist alles gut.

Vor meinem inneren Auge sehe ich einen Spiegel.
Ein goldener Rahmen schmückt das gespiegelte Bild.
Darin betrachte ich mein Gesicht, betrachte
meinen nackten Körper.
Langsam taucht eine wundersame Gestalt in
meinem Körper auf, sie erinnert mich an eine
Pflanze, eine Pflanze mit Blüten und Blättern
auf knorrigen, trockenen Ästen.
Die Blüten lassen ihre Köpfe hängen.
Trockene, rissige Erde bringt diese Pflanze empor.
Ich staune vor diesem Spiegelbild.

Da sind noch andere Menschen.
Männer, Frauen, Kinder – alle sind nackt.
In ihren Körpern tauchen ähnliche Gestalten auf.
Ausgedörrte Pflanzen.
Trockene, hängende Blüten.
Die Erde ist rissig.
Ein dünner Stamm ragt empor, mit dürren Ästen.
Sie alle brauchen Nahrung!
Die Körper umgeben die inneren Gestalten wie
Hüllen.

*Die Menschen bewegen sich mit diesen Körpern,
lachen und weinen mit diesen Hüllen, essen und
trinken, riechen, schmecken und spüren mit ihnen.
Ihre Hüllen sind so verschieden wie sie selbst.
Manche sind sehr dünn.
Die inneren Gestalten überragen fast deren Körper.
Dünn und unsicher wanken sie umher.
Andere sind schlank.
Die inneren Gestalten aber sind trocken.
Wieder andere sind sehr dick.
Fett und aufgeblasen hängen sie um ihre hun-
gernden Gestalten herum.
Traurige Augen sehen mir entgegen.*

*All diese Gestalten sind ausgehungert und
vertrocknet,
die inneren Gestalten der Schlanken, der Dicken
wie die der Dünnen.
Sie alle ähneln der meinen.
All die dünnen, schlanken und dicken Körper
spüren und bewegen sich.
Sie riechen und schmecken, sie essen und trinken.
Ich beobachte nun genau, wie sie essen, wie sie
trinken.
Ich beobachte, wie das Essen und Trinken in die
Körper gelangt.
Hin und wieder fällt etwas auf die innere Gestalt,
dürr streckt sie sich der vorbeiziehenden Nahrung
entgegen und will etwas davon abbekommen.*

Aber nichts davon bleibt hängen, nichts kann sie nähren.
Sie essen und essen an ihrer hungernden Gestalt vorbei.
Seltsame flüssige Stoffe trocknen sie aus, quälen sie.

Andere Körper bewahren die Stoffe auf.
Sie verbrauchen viel Energie und hungern die innere Gestalt aus.
Mit den Stoffen füllt sich die Hülle. Zelle für Zelle bewahrt alles auf, bis kleine Fettzellen entstehen. Sie halten die Stoffe bereit, bewahren sie gut auf.

Die kleinen Fettzellen werden immer voller, immer größer.
Die inneren Gestalten aber bleiben hungrig und leer, stehen da mit hohlen Augen, sehen mich an – dürr, vertrocknet.

Jetzt spüre auch ich die Anstrengung meines Körpers.
Trockenheit, Dunkelheit und Leere dehnen sich in mir aus.
Es ist kalt.
Alles ist vertrocknet und aufgezehrt.
Ich brauche Wasser!
Schluck für Schluck trinke ich von diesem köstlichen Getränk.

Wie einen trockenen Schwamm erreicht das Wasser meine innere Gestalt.
Sie lächelt mir zu.
Die Zellen füllen sich und fangen leise an, sich zu bewegen.
Die innere Gestalt wird weicher, beweglicher und geschmeidiger.
Sie beginnt sich zu strecken und zu dehnen.
Ich trinke weiter, Glas für Glas.
Jetzt biegt sich die Gestalt schon langsam in alle Richtungen.
Sie richtet sich auf.
Alles ist weich und geschmeidig.
Herrlich!

Ich nehme Obst.
Frisches, reifes Obst.
Ich esse von den süßen Früchten.
Ich koste, und der Geschmack berührt meine Zunge, dehnt sich im Innenraum meines Mundes aus.
Ein intensives Drängen lässt mich gierig zulangen.
Ich esse die saftige Frucht.
Der Saft rinnt an meinem Körper entlang.
Ich spüre die süße Feuchtigkeit auf meiner Haut.
Gierig nimmt meine innere Gestalt die Früchte auf.
Frisches, süßes Obst erreicht jede Zelle und füllt sie auf.

Buntes Gemüse, saftig grüne Blätter, rote reife Knollen, knackige Wurzeln,
Keime und Sprossen, Samen und Körner.
Alles in mir wächst üppig und gedeiht.
Wie intensiv das Gemüse schmeckt.
Die herrlichen Farben, die feinen Öle, die zarten Gewürze beschwingen wie ein würziges, fruchtiges Geschmackskonzert meine Gefühle.
Ich sehe, wie fein diese frischen Blätter, Knollen und Früchte meine innere Gestalt beleben, sie erfrischen, so, wie auf einer saftigen Blumenwiese alles sprießt.
Wasser entfaltet den Geschmack, die Düfte, die Gewürze.
Ein berauschendes Fest für meine innere Gestalt und meinen Körper.

Mein Körper passt sich meiner inneren Gestalt an, meine innere Gestalt füllt sich mit prallem Leben.

Reifes süßes Obst, buntes Gemüse, feine Kräuter, Gewürze und Sprossen, bunte Knollen und Wurzeln, feine Öle verbinden meine innere Gestalt mit dem Körper.
Beide verschmelzen zu einem geschmeidigen, anmutigen und beweglichen Wunder.
Staunend beobachte ich dieses herrliche Spiel der Natur.

*Wie kräftig, wie anmutig, wie leicht, wie
tanzend sich mein Körper jetzt bewegt.
Er ist eins mit mir.
Wasser, reifes, süßes Obst und würziges,
frisches Gemüse mit feinen Ölen lassen mich
eins sein mit meinem Körper.
Mit jedem Schluck Wasser, feiner Öle, mit jedem
Bissen zartem Gemüse und süßem Obst nimmt
mein Körper Gestalt an.*

*Ich bin leicht und frei, anmutig und schön,
gesund und kräftig.
Ich bin leicht und frei. Leicht und frei.
Die Luft ist rein und klar.*

*Meine Gedanken sind frei und weit, leicht und
fließend.*

Ab jetzt bleibe ich in dieser Klarheit.

*Wasser, süßes, reifes Obst, buntes, zartes Gemüse
und feine Öle bleiben meine Nahrung.
Ich lasse nur noch Frisches, Feines und Klares
an mich heran.
Ab jetzt bin ich glücklich mit meinem erfrischten
und geschmeidigen Körper.*

*Ich spüre nun wieder meinen Atem.
Ich atme ein und aus und ein und aus.*

Wann immer ich möchte, öffne ich die Augen und bin wieder da, im Hier und Jetzt. Ich strecke mich und nehme alles um mich herum wieder wahr.

Ich bin wieder ganz da, im Hier und Jetzt.

Verbringe den Tag heute so, dass du dich ganz bewusst mit deiner Ernährung beschäftigst. Iss tatsächlich den ganzen Tag nur frisches Obst, Nüsse und vorsichtig gekochtes Gemüse, auch Blattsalate sind köstliche Energie- und Nährstoffspender. Das gesamte chemische Wunderwerk unseres Körpers braucht Nährstoffe als Grundbausteine. Das Gehirn ist nur mit ausreichend vorhandenen Nährstoffen zufrieden und leistungsfähig. Wenn 90 Prozent deiner Nahrung aus Obst und Gemüse, Bohnen und Sprossen stammen, kann dein Gehirn seine Arbeit ungehindert machen und du fühlst dich glücklich und vital. Mach es einfach! Es wird dein Leben in einer ungeahnten Art und Weise verändern.

Vorübung zum PDM-Trainingserlebnis »Ruhe«

Riechen Sie bitte beide ausgiebig am Lesezeichen!

Für diese Übung der psychodynamischen Meditation betrachten wir die feinen Adern und Venen, unsere Haut und spüren die Berührung durch sanftes, weiches Gras. Wir schauen unserem Herzen zu, wie es uns zuwinkt, wie es sich bewegt, wie es pumpt und das Blut in Bewegung bringt. Die Lust, uns mit unserem Herzen zu bewegen, drängt uns dazu, dass wir aufstehen und uns von unseren Beinen tragen lassen. Wir sehen, wie glücklich unser Herz auf die leichten Schritte unseres Laufes reagiert. Leichtfüßig, wie unser Lauf, bewegt sich unser Herz und versorgt uns mit frischem Sauerstoff. Wir fühlen uns wohl und steigern die Geschwindigkeit, bis wir pustend und schnaufend wieder langsamer werden und fröhlich uns beruhigen. Tief beglückt genießen wir unsere Bewegung.

PDM-Trainingserlebnis »Ruhe«

Ich mache es mir bequem, bequem und behaglich. Mein Körper und meine Gedanken kommen zur Ruhe.

Alles ist ruhig, ich bin ganz ruhig.
Ich schließe meine Augen oder blicke in die Ferne,
ich bin ganz ruhig, ich beobachte meinen Atem.
Und spüre, wie meinen Atem kommt und geht.
Die Luft durchströmt meine Lungen,
alles fließt – ich atme ein und aus.
Während mein Atem kommt und geht,
lasse ich ihn tiefer werden, ruhiger werden.
Ich richte meine Aufmerksamkeit nach innen
und nehme mich wahr.
Meine Atmung wird immer ruhiger, tiefer.
Immer mehr Stille macht sich in mir breit,
Ruhe, Stille und Frieden.
Ich werde immer leichter, immer freier.
Ich bin leicht und frei.

Alles ist gut! Jetzt ist alles gut.

Ich richte meine Aufmerksamkeit auf meinen Körper.
Ich spüre meine Haut. Sie ist weich und geschmeidig.
Feine Poren und kleine Adern zeigen sich auf meiner Haut.
Ich stehe auf einer weiten Wiese.
Sanft spüre ich den warmen Wind meine Haut streicheln.
Ich bin ganz ruhig.
Mein Kopf ist frei und weit. Ganz frei und weit.

Ich lockere meine Augen.
Ich lockere meinen Mund.
Ich lockere meine Lippen.
Ich betrachte meinen offenen Mund.
Alles ist locker und gelöst.
Ich lockere meine Nase. Alles ist ganz weit.
Ich lockere meine Ohren.
Mein Kopf ist frei und weit.
Ganz frei und weit.
Ich höre in mich hinein. Ich höre meinen Atem.
Ich höre, wie mein Atem kommt und geht.
Ich höre meinen Herzschlag, fühle meinen Puls.
Fühle, wie das Herz schlägt.
Vor meinem inneren Auge kann ich mein Herz jetzt sehen.
Mein Herzschlag klingt leicht und frei.
Ich sehe meinem Herzen zu. Ich beginne zu lächeln.
Ich habe das Gefühl, mein Herz lächelt mir zu.
Es pumpt und pumpt und lächelt mir zu.
Es bewegt sich frei und leicht.
Tänzelnd wie ein Kind.
Vor meinem inneren Auge sehe ich mich jetzt auf einer weiten, saftigen Wiese.
Der Boden ist warm und weich.
Ich spüre den Weg unter meinen Füßen.
Leicht tragen mich meine Beine über die Wiese.
Ich bewege mich so leicht und frei, ganz wie mein Herz.

*Es fühlt sich an, als spielte auch mein Herz wie
ein Kind auf dieser Wiese.
Meine flinken Bewegungen erfreuen mein Herz.
Es badet in der klaren Atemluft und hüpft und
springt.
Leichtfüßig laufe ich und tänzle auf der Wiese dahin.
Ich hüpfe und springe und tolle und lache.
Ich rieche die Gräser und rieche die Erde.
Die sonnendurchflutete Luft ist warm und rein
und lässt mich gleiten und schweben.
Der Klang meiner Schritte ist fest und klar.*

*Mein Atem ist schnell. Glücklich schnaufe und
puste ich dahin.
Ich laufe und tänzle, ich springe und hüpfe.
Mein Herz pumpt schnell, leicht und frei
und badet und planscht mit Wonne in der
reinen Luft.
Meine Schritte pendeln sich ein, langsam werden sie regelmäßiger,
meine Bewegungen sind leicht,
einmal langsam und dann wieder rasch
im fröhlichen Lauf.
Mein Herz pumpt frei und weit.
Es pumpt tänzelnd und beschwingt dahin,
ganz wie mein Lauf.
Meine Wirbelsäule streckt sich dem Himmel
entgegen.
Ganz weit streckt sie sich dem Himmel entgegen.*

Ich laufe und springe, bis ich ganz erschöpft bin.
Ich lasse mich auf der Wiese nieder und breite meine Arme weit aus.
Mein Herz pumpt, es hüpft bis zu meinem Hals.
Das Blut rauscht kräftig durch meinen Körper.
Mein Herz springt vor Freude, alles in meinem ganzen Körper prickelt und fließt,
die Luft strömt und das Herz badet.
Ich liege ausgestreckt auf der warmen, weichen Wiese.
Langsam wird mein Atem ruhiger, langsam beruhigt sich mein Herz.
Rund um mich sehe ich bunte Blumen und Gräser.
Grashalme streicheln meine Ohren.
Die Sonne strahlt, und der leichte Wind trocknet meine erhitzte Haut.
Herrlich, ich bin wie neugeboren.
Ich sauge die frische Luft in meine rosa Lunge.
Ich spüre wieder meinen Atem, spüre, wie mein Atem kommt und geht.
Ich spüre die Bewegung in meinen Muskeln.
Frisch gebadet und wohlig angenehm fühlt sich mein Herz an.
Wie gut mir die Bewegung tut.

Ich atme wieder ein und aus. Und ein und aus.
Wann immer ich möchte, öffne ich meine Augen und bin wieder ganz da, im Hier und Jetzt.

Ich strecke mich und recke mich, und bin wieder da, im Hier und Jetzt.

Verbringe heute den ganzen Tag in Bewegung. Viele von uns sind nicht ausreichend gesund, um wirklich laufen zu können. Baue aber, wo immer du kannst, Bewegung in deinen Alltag ein, zum Beispiel, indem du bei der Arbeit einfach ein paarmal öfter vom Sessel aufstehst als sonst. Oder nimm das Rad für den Weg ins Büro, falls es zu weit ist, nimm die Treppen statt des Aufzugs. Mach zwischendurch kleine Dehnungsübungen oder streck dich ausgiebig, egal wo du bist. Denk immer daran, dass du einen Körper hast, der sich bewegen will. Er ist dafür gemacht, sich zu bewegen!

Ganz bestimmt stellt sich dann Freude an der Bewegung ein. Auch wenn du noch nicht fit genug bist, um wirklich zu trainieren, wirst du schnell merken, wie wohl du dich fühlst, wenn du dich bewegst. Muskeln kann man immer wieder aufbauen, und sie tragen dann auch abgenützte Knochen. Lass dich auf dieses Abenteuer ein und hab Freude daran!

Glücklichmacher einfach essen

Eine Gewichtszunahme nach der Entwöhnung ist eine der Hauptängste von Rauchern, die darüber nachdenken, den Zigarettenkonsum einzustellen. Dabei lässt sich das relativ einfach vermeiden. Es gibt Lebensmittel mit niedrigem glykämischen Index, mit denen Ihre rauchende Lieblingsperson leicht das Gewicht halten kann. Außerdem macht der Verzehr solcher Lebensmittel glücklich. Und das braucht man gerade nach der Rauchentwöhnung. Nikotin verstellt den Sollwert für Insulin im Körper. Deshalb fühlt sich der Entzug nach dem Rauchstopp wie Hunger an. Wer das Rauchen aufgibt, macht eine Stoffwechselumstellung durch, die den natürlichen Sollwert der Hormone wiederherstellt. Die richtige Ernährung unterstützt den Körper dabei.

Glücklich essen kommt von *glyx-lich* essen

Der glykämische Index ist eine Maßzahl für die Wirkung eines Lebensmittels auf den Blutzuckerspiegel und sagt damit etwas über die Qualität der enthaltenen Kohlenhydrate aus. Wenn man ein kohlenhydrathaltiges Nahrungsmittel isst, steigt der Blutzuckerspiegel auf einen bestimmten Höchstwert an und fällt wieder ab. Zur Ermittlung des glykämischen Index werden Dauer und Höhe des Blutzuckeranstiegs nach dem Verzehr eines Lebensmittels gemessen. Je niedriger der Anstieg des Blutzuckerspiegels ausfällt, desto niedriger ist der glykämische Index des Lebensmittels.

Als niedriger glykämischer Index gilt ein Wert unter 55. Zu dieser Gruppe zählen Lebensmittel wie Milch, Joghurt, Nudeln, Hülsenfrüchte oder Blattgemüse. Ein mittlerer Wert reicht von 55 bis 70, beispielsweise bei Roggenvollkornbrot, Apfelsaft oder Haushaltszucker. Einen hohen Wert haben Lebensmittel mit einem Index von 70 bis 100, unter anderem Weißbrot, Cornflakes oder Kartoffelpüree. Im Internet finden Sie viele detaillierte Listen mit glücklichmachenden Lebensmitteln – also solche mit niedrigem glykämischen Index – und unglücklichmachenden Lebensmitteln – also jene mit hohem glykämischen Index.

Wer sich nach dieser Methode ernährt, vermeidet starke Blutzuckerschwankungen und -spitzen, und auch der Insulinspiegel im

Blut bleibt relativ niedrig, was wiederum einer unerwünscht starken Kalorienspeicherung vorbeugen kann und viele gesundheitliche Vorteile mit sich bringt.

Sieben Wochen lang Heilkost
Nimm am besten täglich morgens und abends einen Teelöffel Leinöl oder eine Kapsel mit Omega-3-Fettsäuren zu dir. Es ist wichtig, sich über deren tatsächlichen Säuregehalt zu informieren und nur qualitativ hochwertige Kapseln zu kaufen. Du solltest in den ersten sieben Wochen möglichst ausschließlich Glücklichmacher (Lebensmittel mit niederglykämischem Index) essen, viel Eiweiß zu dir nehmen und viel Wasser trinken. Nikotin hinterlässt auch einen verstellten Wert für Insulin, der Körper zeigt den Nikotinentzug mit Hunger an. Die Heilkost reguliert wieder den Stoffwechsel des Körpers. Es ist von besonderer Bedeutung, dass du immer satt bist. Bei höherem Körpergewicht sollte pro Kilogramm Körpergewicht ein Gramm Eiweiß täglich gegessen werden.

Wenn du während der ersten sieben Wochen nicht auf die Unglücklichmacher in der Nahrung verzichtest, kann man das ungefähr mit den Folgen des sofortigen Verzehrs eines deftigen Gulaschs nach einer Magenoperation vergleichen. Das tut bestimmt nicht gut. Ungefähr vier Stunden nach dem Essen von Unglücklichmachern können depressive Gefühle entstehen, ein Gefühl der Leere. Wenn der Dopaminspiegel nicht stimmt und das Serotonin nicht passt, weiß man nicht so recht, was man tun soll. Vieles wird sinn- und bedeutungslos. Depressive Gefühle sind nicht Gefühle der Trauer, sondern der Leere: »Was mache ich denn da? Wozu soll denn das alles gut sein?« Mit dem »Goldregen« kommst du auch aus solchen Stimmungen wieder heraus.

Erfahrungsberichte

»Mir wurde doppelt geholfen!« Brigitte, 68, mit Dopadyn rauchfrei seit 2007

Seit sie sich erinnern kann, hat die heutige Pensionistin geraucht: »Ich habe als Jugendliche begonnen und eigentlich mein ganzes Leben lang geraucht.« Und das nicht gerade wenig. »Eine Schachtel Zigaretten habe ich locker täglich geraucht. Und wenn ich ausgegangen bin, oft auch mal zwei«, erinnert sich Brigitte. Markentreue war ihr weniger wichtig, als dass die Zigaretten »light« waren: »Ich habe immer nur leichte geraucht – aus schlechtem Gewissen. Und die oft nur bis zur Hälfte und dann ausgedämpft.« Aufhören konnte sie trotzdem nicht. Nicht einmal wenn sie krank war legte sie eine Rauchpause ein. »Ich habe auch körperlich kein schlechtes Gefühl gehabt«, so die 68-Jährige. Schließlich war sie immer extrem sportlich und hatte sich stets gesund ernährt. »Irgendwie habe ich mir gedacht, mein Körper kann das schon wegstecken.

Und: Wer sonst so gesund lebt, wird schon nicht beeinträchtigt werden.«

Etwas nachdenklicher ist Brigitte ab ihrem 40. Lebensjahr geworden. »Ich habe so viel über die Nebenwirkungen und möglichen Krankheitsbilder in den Medien gelesen und gehört – das hat mein schlechtes Gewissen noch gesteigert. Vor allem, weil Rauchen so gefährlich für die Gefäße ist und ich aus einer Familie komme, in der Gefäßkrankheiten fast die Regel sind.«

Ein Schicksal, das auch vor ihr nicht haltmachte. Als Brigitte 53 Jahre alt war, bekam sie plötzlich während des Lauftrainings so starke Schmerzen in der Bauchregion, dass sie nicht mehr weiterlaufen konnte. »Mir war klar, da stimmt etwas nicht, und ich bin sofort zum Arzt«, erinnert sie sich. Die Diagnose: ein Verschluss der Bauchaorta. Sie wurde sofort operiert und bekam einen Stent – eine innere Gefäßschiene. Ihre Rettung, so ihr Arzt, sei das regelmäßige Lauftraining gewesen. Sonst hätte die Sache auch schlimmer ausgehen können …

Dennoch hörte Brigitte nicht auf zu rauchen. Heute gibt sie zu, dass die Angst, dick zu werden, sie am meisten daran gehindert hat, endlich auf die Zigaretten zu verzichten. »Ich glaube, dass es viele Frauen gibt, die eigentlich gerne aufhören möchten, aber so panische Angst vor einer Gewichtszunahme haben«, ist sie überzeugt. Dabei ist ihre größte Angst dann nicht einmal eingetroffen. »Ich habe nach dem Aufhören maximal fünf Kilo zugenommen, und die sind längst wieder unten«, will sie anderen Mut machen.

Dass sie schwer suchtabhängig war, glaubt sie im Nachhinein nicht. »Ich habe etwa nie vor dem Frühstück geraucht oder am Arbeitsplatz, wenn es verboten war. Und auch im Schlafzimmer war Rauchverbot.« Aber immer noch hörte sie nicht auf. Auch wenn das schlechte Gewissen immer mehr zunahm. »Mir war schon klar, dass das mein Leben kosten kann.«

Was ihr auch klar war: wenn aufhören, dann nur mit professioneller Hilfe. Zufällig traf sie dann einen Bekannten, einen ganz schlimmen Kettenraucher, der mit Dopadyn zwei Jahre zuvor aufgehört und nie wieder zur Zigarette gegriffen hatte. Also meldete sie sich für eine Einschulung an. »Ich fand es erleichternd, dass alle anderen auch Raucher waren. Und dass man bis zum Schluss rauchen durfte«, erinnert sie sich. Anfangs – so gibt sie heute offen zu – war sie ziemlich skeptisch. »Man hat sich diese Art Märchen angehört und gefragt: ›Das soll alles sein?‹ Irgendwie war das total unvorstellbar, dass das wirken kann. Aber ich habe brav mitgemacht, zugehört und ein bisschen meditiert.«

Dann kam der Moment der letzten Zigarette. »In dem Moment war nichts anders als sonst auch«, so Brigitte über das Ausdämpfen jener Zigarette, die tatsächlich ihre letzte sein sollte. »Dass doch etwas anders ist, ist mir erst am Heimweg im Auto aufgefallen. Es war ein warmer Tag, ich hatte das Fenster offen und an einer roten Ampel stand auf der Nebenfahrbahn ein anderes Auto, darin eine Frau, die geraucht hat. Ich schaue hinüber und überlege mir ernsthaft, wie so eine Zigarette wohl schmeckt! Ich konnte mich beim besten Willen nicht mehr daran erinnern. Das war wie ausgelöscht, einfach weg.«

Und Brigitte hat seitdem nicht wieder geraucht. Selbst in schlimmen Situationen, wie bei der schweren Erkrankung ihres Mannes, hat sie nicht wieder zur Zigarette gegriffen. »Ehrlicherweise hatte ich auch nie wieder richtig Lust. Vielleicht mal ein kleines Aufflackern, aber kein Verlangen, gegen das ich ankämpfen musste.« Und im Fall der Fälle haben die spezielle Duftmischung oder das Lesen der PDM geholfen. »Meine Favoriten sind die Königin- und die Organgeschichte.«

Doch die Rauchentwöhnung ist nicht das Einzige, was sich für Brigitte geändert hat. »Dopadyn hat auch meiner Psyche gutgetan, hat mich mental gestärkt und mich viel selbstbewusster gemacht. Außerdem fühl ich mich gesünder und will auch gesünder leben. Man kann also sagen, mir wurde doppelt geholfen!« Und so ist die 68-Jährige heute körperlich in Höchstform, läuft vier- bis fünfmal in der Woche, geht Touren und sagt von sich selbst: »Ich bin fit wie ein Turnschuh!«

»Ein seltsames Tun aus einem ganz anderen Leben« Anton, 70, mit Dopadyn rauchfrei seit 2005

Der ehemalige Beamte war ein echter Hardcore-Raucher. 60 bis 80 Zigaretten täglich. Und das ganze 35 Jahre lang! Mehr als sein halbes Leben hatte Anton im Bann des Nikotins verbracht. Auch wenn er sich das heute nicht mehr vorstellen kann. »Anton, der Kettenraucher – das hat nichts mit mir zu tun, wie ich heute bin. Aus jetziger Sicht erscheint mir das als ein seltsames Tun aus einem ganz anderen Leben«, so der 70-Jährige.

Den neuen Anton – den nichtrauchenden Anton – gibt es seit dem Tag der Einschulung in

Dopadyn. An diesem Tag hat er seine letzte Zigarette geraucht. Ganz bewusst, als Abschluss der Einschulung. Wenn Anton sich daran erinnert, an seine letzte von abertausenden Zigaretten, wird er fast lyrisch: »Ich sah dem Rauch nach. Wie er sich schlängelte und kringelte und stieg, wie er feenhafte Schleier zog. Dann sagte ich Adieu, dämpfte aus, warf das Päckchen in den Kübel und setzte mich auf jenen Platz, wo ich den Tag lang gesessen hatte – im Rhythmus von Vortrag, Meditation, Rauchpause. Plötzlich Tränen, Abschiedstränen. Ich verbarg sie vor den anderen, die nach und nach hereinkamen, man hörte Zigarettenpäckchen im Aluminiumkübel poltern. Das war es dann.«

Was in diesem Tag mit Anton passiert ist, kann er nur schwer beschreiben. »Irgendwie hab ich es mithilfe dieser inneren Bilder geschafft, dass ich mich wieder mochte, auf mich achtgeben und gut zu mir sein wollte.« Dabei war der 70-Jährige mehr als skeptisch gewesen: »Ich, der Zyniker, war sicher, dass das nichts für mich ist. Dennoch habe ich mich darauf eingelassen und es einfach mal probiert.« Heute weiß er, dass »der bewusste Griff ins Emotionsgedächtnis«, das Beste war, was ihm passieren konnte. »Ich kann nur jedem sagen, der zweifelt: Es funktioniert mit diesen Bildern, die man in sich erschafft. Sie sind das Gegenteil dessen, was man sich selber – nicht nur als Raucherin oder als Raucher – angetan hat. Und, nein, mit Esoterik hat das nichts zu tun, sehr wohl aber mit wachem Bewusstsein. Was ich bei Dopadyn an Werkzeug geschenkt bekommen habe, wird mir nicht nur gegen das Rauchen helfen, sondern auch gegen Depression und meinen zuletzt zu hohen Alkoholkonsum.«

In den ersten Tagen nach der letzten Zigarette war Anton verblüfft, wie einfach es war, nicht mehr zu rauchen, ja, wie selbstverständlich. Seltsamerweise war das Koppeln des Rauchens an bestimmte Rituale doch nicht so heftig, wie er erwartet hatte. Um sein Gesundwerden zu unterstützen, hat sich Anton auch akribisch an die Glücklichmacher-Heilkost gehalten. »Die Konzentration auf das richtige Essen nehme ich nach wie vor sehr ernst. Ich beschäftige mich mit Kochen, genieße das Experimentieren mit Gewürzen, Geschmäckern und Düften.«

Selbst der so gefürchtete Kontakt mit rauchenden Leuten ließ Anton nicht schwach werden. Ganz im Gegenteil: »Am dritten Tag nach dem ›Aus‹ ging ich in ein Kaffeehaus, ›Zigarettenrauch riechen‹: angenehm, aber kein Verlangen, selbst zu rauchen! Ich lebe nun besser, sehe befremdet und kopfschüttelnd den Rauchern bei ihrem seltsamen Gehabe zu. Ich bin frei! Es macht mich fröhlich und gelassen.«

Dennoch geriet Anton einmal kurz in Gefahr, rückfällig zu werden. »Nach sechs Wochen wurde ich nachlässig, war vielleicht zu selbstbewusst geworden, jedenfalls schlampig. Ich vernachlässigte die PDM-Trainingserlebnisse, stopfte mich sogar einmal mit heftig gezuckerten Marillenknödeln voll.« Aber anstatt zur Zigarette zu greifen, vertiefte er sich wieder in die geführten Geschichten. »Nach einer Woche war ich wieder ganz klar. Das bewirkte eine gewisse stolze Heiterkeit. Man beglückwünscht sich selbst – und ist dankbar für das bei Dopadyn Gelernte.«

»Ich war mir einfach so sicher, dass ich mir das nicht mehr antun würde« Sebastian, 58, mit Dopadyn rauchfrei seit 2007

Auch der Grafiker Sebastian war ein echter Kettenraucher. »Bis zu 60 Zigaretten täglich habe ich konsumiert, bei jedem Raucherselbsttest über Suchtverhalten erreichte ich immer das Punktemaximum.«

Mehrere Versuche, mit dem Rauchen aufzuhören, scheiterten kläglich – egal, welche Methode er probierte. Beim letzten Entwöhnversuch kollabierte sogar sein Kreislauf. Deshalb war auch Sebastian eher skeptisch, als er sich für die Einschulung anmeldete. »Ich ging dort hin nach dem Motto: ›Nutzt es nichts, schadet es nicht.‹« Und dennoch: Nach nur eineinhalb Tagen Programm war Sebastian klar, dass er nie wieder rauchen würde. »Ich war mir einfach so sicher, dass ich mir das nicht mehr antun würde«, erinnert er sich.

Eine Selbstsicherheit, die noch am selben Abend auf die Probe gestellt wurde. »Da ich sehr kurzfristig zum Termin der Einschulung kam, hatte ich am gleichen Abend eine Einladung zu einem guten Freund, der einen ausgezeichnet sortierten Weinkeller hat und selbst relativ stark raucht. Nachdem der Verlauf des Abends absehbar war, habe ich kurz überlegt, abzusagen. Andererseits dachte ich mir, es ist eine gute Gelegenheit, in meinen neuen, rauchfreien Lebensabschnitt zu starten, da ich ja nur vorhatte, mit dem Rauchen aufzuhören, und nicht, mein sonstiges Leben zu verändern oder meine Sozialkontakte nach Rauchern oder Nichtrauchern aufzuteilen.«

Der Abend verlief dann auch wie erwartet. Ein erlesener Rotwein nach dem anderen wurde geöffnet. »Bei meinen vorherigen Rauchaufhörversuchen wäre ich spätestens nach der zweiten Flasche des guten Rotweins rückfällig geworden«, so Sebastian. »Aber an diesem Abend nicht. Ganz im Gegenteil. Ich motivierte meinen Freund, der angesichts meines Verhaltens leicht verunsichert war, sogar, möglichst viel neben mir zu rauchen. So sicher fühlte ich mich.«

Seitdem sind nun einige Jahre vergangen, und Sebastian hat keine einzige Zigarette angerührt. »Mein Nichtrauchen hält ohne besondere Anstrengung oder Entzugserscheinungen an. Und es wird auch weiter so bleiben. Das weiß ich mit Bestimmtheit.«

»Ich weiß ganz genau, ich bin frei« Martina, 62, rauchfrei mit Dopadyn seit 2008

»Beim Ausdrücken der letzten Zigarette habe ich mir gedacht: Das war nichts. Bei mir hat das nicht funktioniert. Es war nichts. Es hat nicht klick gemacht«, erinnert sich die Angestellte an den Abschluss der Einschulung. »Ich bin dann ins Auto eingestiegen und habe nach ein paar Metern den Aschenbecher ausleeren müssen. Der volle Aschenbecher hat mich so gestört.«

Probleme hatte die 62-Jährige anfangs, sich so richtig in die PDM-Trainingserlebnisse fallen zu lassen: »Ich habe mir gedacht, wie soll das gehen mit der Königin? Ich habe mich dann aber richtig darauf konzentriert und es immer leichter geschafft.«

Mittlerweile machen ihr auch andere Raucher gar nichts mehr aus. »Daheim haben die anderen alle geraucht. Sie rauchen heute noch, aber es stört mich überhaupt nicht. Ich habe nie mehr daran gedacht, eine Zigarette rauchen zu wollen. Gusto habe ich manches Mal gehabt und auch noch manches Mal heute. Das werde ich wohl immer haben. Sie wissen: der Außerirdische! Aber ich weiß ganz genau, ich bin frei. Obwohl ich 35 Jahre lang geraucht habe, weiß ich nur eines, ich rauche in meinem ganzen Leben nie wieder eine Zigarette! Das ist ein großartiges Gefühl. Ich fühle mich so klar. Ich weiß ganz genau, wo es langgeht und was ich will. Mir macht keiner mehr so leicht etwas vor!«

Das Ritual der letzten Zigarette

Jetzt startet Ihre rauchende Lieblingsperson gleich in ihr neues Leben als Nichtraucher. Erinnern Sie sie an die folgenden Punkte – diese erleichtern ihr den Schritt ganz wesentlich. Am besten, Sie lesen ihr die folgenden Punkte immer wieder vor.

1. *Nimm jeden Tag morgens und abends einen Teelöffel Leinöl oder eine Omega-3-Fettsäure-Kapsel zu dir!*
2. *Iss ausschließlich Glücklichmacher!*
3. *Trink genug Wasser (Körpergewicht × 3 : 100; z. B. 70 kg Körpergewicht = 2,1 Liter Wasser täglich)!*
4. *Spring auf einem Trampolin oder geh barfuß am weichen Boden!*
5. *Lache!*
6. *Lass dich massieren!*

Jetzt hast du alle Informationen, damit dein rauchfreies Leben beginnen kann. Von der Autobahn

musst du ganz allein herunterfahren. Das kannst du mit den zwei Erkenntnissen schaffen.
Du weißt jetzt:

1. *Nikotin löst einen chemischen Dauerschockzustand im Gehirn aus. Rauchende können nur in dem Moment gleich glücklich sein wie Nichtraucher, wenn sie ihre Zigarette ausdämpfen. Nur in diesem Moment ist ausreichend Nikotin im Gehirn vorhanden, um sich als Raucher normal zu fühlen. Nach kurzer Zeit schon hast du zu wenig davon, weil Nikotin den Körper recht schnell verlässt und neu zugeführt werden muss.*
2. *Nur du allein mit deinem Verstand, deinem Emotionsgedächtnis und deinem Körpergedächtnis kannst dir klarmachen, dass es ab jetzt ein natürliches Glücksgefühl geben wird. Glaub mir, wenn die Emotion und der Körper sich darauf verlassen können, dass der Verstand auf sie aufpasst, fühlen sie sich wie neugeboren. Für diese Zeit hilft Dopadyn.*

Riechen Sie bitte beide am Lesezeichen!

Ermuntern Sie Ihren Lieblingsraucher, jetzt das Ritual der letzten Zigarette zu beginnen.

Meditation »Schatten«

Bei diesem PDM-Erlebnis ist es besonders wichtig, dass Sie zusammenarbeiten. Ihr Lieblingsraucher muss den Ballon selbst loslassen und ihn völlig verschwinden sehen, bis nicht einmal mehr ein kleines Pünktchen davon zu sehen ist, aber er braucht Sie in seiner Vorstellung. Er soll nun noch eine letzte Zigarette rauchen. Begeben Sie beide sich in Position und lesen Sie ihm vor. Sitzen Sie dabei aufrecht und stellen die Füße fest nebeneinander auf den Boden.

Ich mache es mir ganz bequem.
Ich erlaube meinem Körper, jetzt zur Ruhe
zu kommen.
Wenn ich möchte, schließe ich meine Augen
und beobachte meinen Atem,
wie er kommt und geht,
und erlebe dabei,
wie alles andere einfach von mir abfließt.

Ich bin ganz einfach nur.
Bin einmal bewusst da.
Höre in mich hinein
und erlebe den Frieden und die Ruhe in mir.

Während mein Atem kommt und geht,
lasse ich ihn behutsam tiefer werden,
ruhiger werden.
Meine Atmung wird immer ruhiger,
immer tiefer.
Immer mehr Stille macht sich in mir breit.
Ruhe, Stille und Frieden.

Und jetzt mache ich von meiner Fähigkeit
Gebrauch, mir etwas vorzustellen:

Ich befinde mich auf einem Berg.
Ich setze mich auf eine Wiese,
genieße die schöne Aussicht
und atme die reine Luft.
Bei jedem Atemzug erfüllt mich der Duft der Blumen.
Ich werde frei und weit, Kraft strömt in mich ein.

Ich sehe einen Freund auf mich zugehen.
Voller Freude begrüßen wir uns
und beginnen, fröhlich miteinander zu plaudern.
Ich nehme eine Zigarette heraus.
Und während ich die Zigarette anzünde, fällt mir
plötzlich auf:
Mein Freund ist Nichtraucher.
Ich betrachte ihn und sehe: Er ist hell und klar.
Ich richte meine Aufmerksamkeit auf mich und
bemerke den Unterschied.
Ich stehe in einem Schatten.

Tatsächlich! Ich befinde mich in einem Schatten.
Der Schatten kommt mir bekannt vor.
Ich betrachte ihn genauer und erkenne seine Natur:
Es ist die Nikotinsucht, nebelig grau.
Erstaunt stelle ich fest:
Der Schatten will, dass ich rauche.
Er will eine Zigarette, und ich erlebe damit:
Ich will eine Zigarette!
Ganz bewusst fühle ich,
wie der Rauch durch meinen Mund den Hals hinunterbrennt,
wie er meinen Atem einengt.
Mein Geruch ist unangenehm.
Mein Atem stinkt.
Meine Zunge ist pelzig.
Mein Blut ist dick.
Das Nikotin raubt meinem Körper ständig Energie.
Meine Kondition ist schlecht.
Ich bin müde und lustlos.
Ich bin verbraucht und ohne Kraft.
Ich bin unzufrieden und ausgelaugt.
Ich habe ständig Angst, zu wenig Zigaretten zu haben.
Der Schatten hat mein Leben in der Hand!
Er lebt gerade mein Leben.
Ich erkenne, wie eigennützig der Schatten Nikotinsucht meinen Körper verwendet.
Es ist seine Natur. Er will Nikotin.
Es ist ihm völlig gleichgültig,

*dass der Rauch meine Geschmacksnerven
im Mund lähmt,
die feinen Schleimhäute im Hals aufkratzt,
und die Flimmerhärchen in der Lunge
mit Teer verklebt.
Es ist ihm auch gleichgültig, dass der Körper sich
von diesem Schmutz befreien möchte.
Er will nur Nikotin.
Es ist ihm völlig gleichgültig,
dass er die Funktion der Lunge mehr und mehr stört
und die Lunge das Husten allmählich einstellt.*

*Er will nur Nikotin.
Es ist ihm auch gleichgültig, dass der Körper
immer mehr natürliche Funktionen aufgeben
muss und die Gifte immer schwerer loswird.
Er will nur Nikotin.
Ganz deutlich erkenne ich, wie eigennützig
der Schatten Nikotinsucht meinen Körper
verwendet.
Ich aber bekomme nichts von ihm – nichts.
Ich erinnere mich an meine erste Zigarette.
Mein Körper hat mir ganz deutlich gezeigt, dass
er den Rauch nicht wollte.
Trotzdem habe ich weitergeraucht.
Ich konnte die Ziele des Schattens nicht erkennen,
weil er mich bereits nach einigen Zigaretten um-
hüllte.*

Ich erwache wieder aus meinem Tagtraum:
Ich plaudere gerade mit meinem Freund.
Wir lachen und erzählen uns von unseren Plänen.
Es ist herrlich.
Die Sonne scheint, und die Luft ist klar.
Ich genieße die Weite.
Man kann das ganze Tal sehen.
Die Zeit vergeht.
Der Himmel verdunkelt sich,
und es beginnt zu regnen.
Ein warmer Regen prasselt auf uns nieder.
Alles beginnt zu duften.
Die Erde, die Gräser und die Blumen
entfalten ihre Gerüche zu einem Duftspiel.
Wir brechen auf und eilen
den leicht fallenden Weg ins Tal hinab.
Der Boden unter den Füßen ist weich und warm.
Wir ziehen die Schuhe aus und beginnen zu laufen.
Die Erde umschmiegt meine nackten Füße.
Bei jedem Schritt quillt der Schlamm zwischen
meinen Zehen hindurch.
Das schlammige Wasser spritzt und durchtränkt
meine Kleidung.
Es platscht und dampft, und die Haare kleben
nass und schlammig in meinem Gesicht.
In der Ferne entdecken wir eine kleine Hütte.
Wir laufen auf sie zu und kommen bald dort an.
Geschlichtetes Holz empfängt uns am Eingang.
Behutsam öffnen wir die Türe und treten ein.

*Ein Duft von brennendem Holz im Kaminfeuer
strömt uns entgegen.
Wärme und Geborgenheit dringen in mein Inneres.
Ruhe und Frieden erfüllen mich.
Ich atme tief, ganz tief.
Ich bin glücklich.*

*Noch immer trommelt der Regen auf das Dach.
Es regnet. Nichts als Regen.*

*Eine diffuse Leere macht sich plötzlich in mir breit.
Aus der Tiefe steigt ein Drängen hoch.
Immer stärker, immer deutlicher spüre ich diese
Gier, die mich mehr und mehr einnimmt und
ganz zu verschlingen droht.
Und jetzt erkenne ich dieses unbändige Verlangen – es ist der Schatten, mein Schatten.
Er will Nikotin.
Es ist ihm völlig gleichgültig, wie wunderbar ich
mich gerade fühle.
Er will Nikotin.
Dass ich bald wieder dieses Brennen im Hals
verspüre, dass ich schlecht rieche, dass sich mein
Brustkorb enger und enger einschnürt –
all das ist ihm völlig egal.
Er drückt mir seinen Willen auf.
Der Schatten ist da.
Ich brauche jetzt eine Zigarette.
Ich will mir jetzt eine anzünden.*

Alles drängt mich hin auf dieses einzige Ziel.
Ich will meine Zigarette. Hier und jetzt!
Alles wird ganz eng um mich herum – ich muss hinaus ins Freie.
Dort hat es bereits zu regnen aufgehört.
Mein Freund begleitet mich.
Auch er entdeckt jetzt diesen Schatten, der mich umgibt und mich wie eine graue Wolke einschließt.

Mein Freund sagt: »Sieh doch, der Schatten hat die Form eines riesengroßen Luftballons und du stehst mittendrin. Pass jetzt genau auf: Ich halte nun diesen Ballon mit meinen Händen fest, und du gehst einfach raus.«
Ich schaue ihn ungläubig an. Jetzt hebt mein Freund die Arme und hält den Ballon fest.
Ich versuche mich zu bewegen, aber ich weiß nicht wie. Ich habe Angst.
Angst, meinen ständigen Begleiter zu verlieren.
Mein Freund sagt: »Geh raus! Geh einfach raus!«
»Wie? Wie soll ich rausgehen?«
Und wieder sagt mein Freund: »Geh! Geh einfach nur raus!« – »Okay! Also gut. Einfach rausgehen!«
Ich probiere jetzt den ersten Schritt. Setze dann einen Fuß vor den anderen.
Ja! – Es funktioniert!
Noch ein Schritt!
Ja! – Noch ein Schritt.

Ja, es geht! Es geht! Ich gehe weiter – weiter und weiter.
Ich bemerke, ich gehe soeben hinaus. Ich gehe tatsächlich hinaus.
Hinaus ins Freie!
In die reine, weite klare Luft. Ich bin draußen!

Was für ein Unterschied! Was für ein Gefühl!
Ich erlebe eine vollständig neue Welt!
Ich bin so hell und so klar! Ich fühle mich so leicht und so frei.

Ein tiefes Gefühl der Dankbarkeit erfüllt mich.
Ich schaue hin zu meinem Freund und sehe ihn, wie er so dasteht mit meinem riesengroßen Schattenluftballon.

Er sagt: »Ich übergebe dir jetzt deinen Schatten. Es ist deine Nikotinsucht. Es ist dein Schicksalsballon – lass ihn einfach los!«

Ich nehme ihn und schaue ihn noch einmal ganz genau an und weiß in diesem Moment: Jetzt bin ich frei!
Ich öffne meine Hände, und der Ballon schwebt davon.
Immer höher, immer weiter, immer weiter weg von mir.
Ich schaue ihm nach.

Er wird immer kleiner, immer kleiner – ich sehe ihn kaum noch.
Er verschwindet.

Geben Sie Ihrer rauchenden Lieblingsperson jetzt eine Zigarette und bitten Sie sie, diese anzuzünden. Sobald sich ihre Konzentration klar auf »Das ist das letzte Mal in meinem gesamten Leben!« eingestellt hat, soll sie in dieser Klarheit ihre letzte Zigarette mit der inneren Formel ausdrücken. »Das ist das letzte Mal in meinem gesamten Leben. Ich aber bin hell und klar!«

Leeren Sie nun gemeinsam alle Aschenbecher! Werfen Sie alle Zigaretten, Zigarren oder Pfeifen weg!

Riechen Sie bitte beide am Lesezeichen!

Lesen Sie jetzt noch einmal gemeinsam das PDM-Trainingserlebnis »Freiheit«. Genießen Sie in vollen Zügen die Bilder, und spüren Sie jeden Gedanken. Jetzt ist Ihre rauchende Lieblingsperson frei!

Erinnern Sie sie daran, sich darauf zu konzentrieren, dass sie drei bis vier Meter groß ist, sich auf das Gefühl des Königs oder der Königin konzentrieren soll. Schreiben Sie ein deutliches »K« auf ihren Handrücken, sie soll eine Woche lang im Gefühl des Königs oder der Königin bleiben.

Geben Sie Ihrer rauchenden Lieblingsperson nun das Lesezeichen und bitten Sie sie, es immer bei sich zu behalten. Sie soll daran riechen, wenn sie unsicher wird oder Nikotin wahrnimmt. Wenn sie es zu Hause vergisst, sollte sie zurückgehen und es holen.

Bitten Sie sie, nie wieder über das Rauchen zu reden. Es ist kein Thema mehr für sie!

Ich wünsche Ihnen und Ihrer rauchenden Lieblingsperson alles Gute in Ihrem neuen Leben!

Weitere Informationen

(1) Rauland, M.: *Chemie der Gefühle*. Stuttgart, Leipzig: S. Hirzel Verlag 2001.
(2) Grohs, U.: CD *Entspannung*. Auf: www.braindesign.com, 2007.
(3) Servan-Schreiber, D.: *Die neue Medizin der Emotionen. Stress, Angst, Depression: Gesund werden ohne Medikamente*. München: Verlag Antje Kunstmann 2005.
(4) Bauer, J.: *Warum ich fühle, was Du fühlst. Intuitive Kommunikation und das Geheimnis der Spiegelneurone*. Hamburg: Hoffmann und Campe 2006.
(5) Bergmann, W.: *Das Drama des modernen Kindes. Hyperaktivität, Magersucht, Selbstverletzung*. Ostfildern: Patmos Verlag 2004.
(6) Dreikurs, R.: *Grundbegriffe der Individualpsychologie*. Stuttgart: Klett-Cotta 1990.
(7) Louis, V.: *Individualpsychologische Psychotherapie. Ein Lehrbuch*. München, Basel: Ernst Reinhardt Verlag 1985.
(8) Riemann, F.: *Grundformen der Angst. Eine tiefenpsychologische Studie*. München, Basel: Ernst Reinhardt Verlag 1961.
(9) Hüther, G.: *Die Macht der Inneren Bilder. Wie Visionen das Gehirn, den Menschen und die Welt verändern*. Göttingen: Vandenhoeck & Ruprecht 2004.
(10) Ruf-Bächtiger, L.: *Das frühkindliche psychoorganische Syndrom. Minimale zerebrale Dysfunktion, Diagnostik und Therapie*. Stuttgart, New York: Georg Thieme Verlag 1995.
(11) Damasio, A. R.: *Der Spinoza-Effekt. Wie Gefühle unser Leben bestimmen*. Berlin: List 2004.

(12) Oberbeil, K.: *Die Zuckerfalle. Wie uns das weiße Kristall dick und krank macht und was wir dagegen tun können*. München: Herbig Verlagsbuchhandlung 2004.
(13) Grohs, U.: *Faule und schlimme Kinder gibt es nicht. Mögliche Störungen der Konzentration*. Graz: Scentia Verlag 1992.
(14) Zernig, G.; O'Laughlin, I. A.; Fibiger, H. C.: »Nicotine and heroin augment cocaine-induced dopamine overflow in nucleus accumbens«. In: *European Journal of Pharmacology* 337/1997, S. 1–10. www.lungespezial.de/index.htm?/0604/medizingeschichte/August 2004
(15) Yalom, I. D.: *Die Schopenhauer-Kur*. München: btb 2005.
(16) Grillparzer, M.: *GLYX-Diät. Abnehmen mit Glücks-Gefühl*. München: Gräfe und Unzer 2003.
(17) http://monologues.co.uk/Bob_Newhart/Tobacco.htm
(18) Burger, R.; Davani, K.: *Schwarzbuch Zigarette*. Wien: Ueberreuter 2006.
(19) www.ajcn.org